国立がん研究センターの

改訂新版

肺がんの本

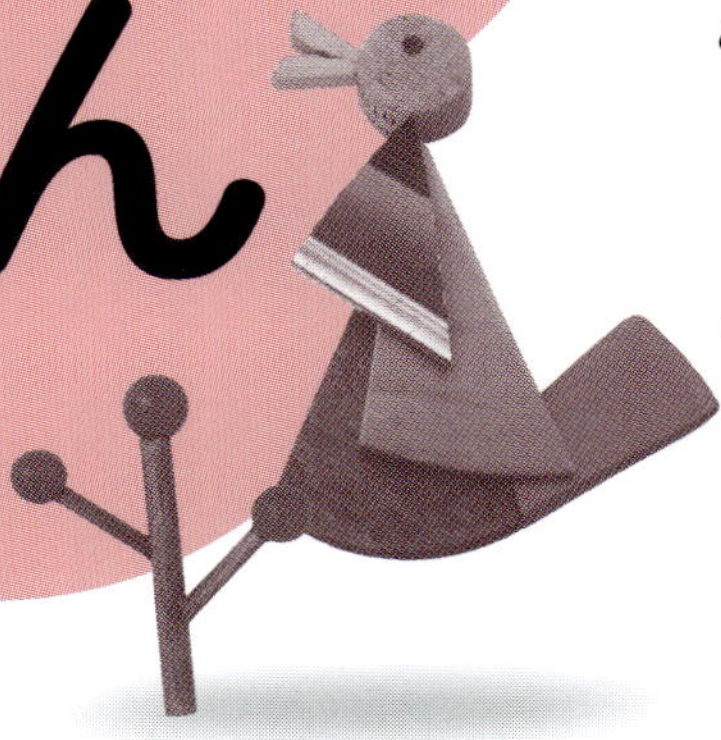

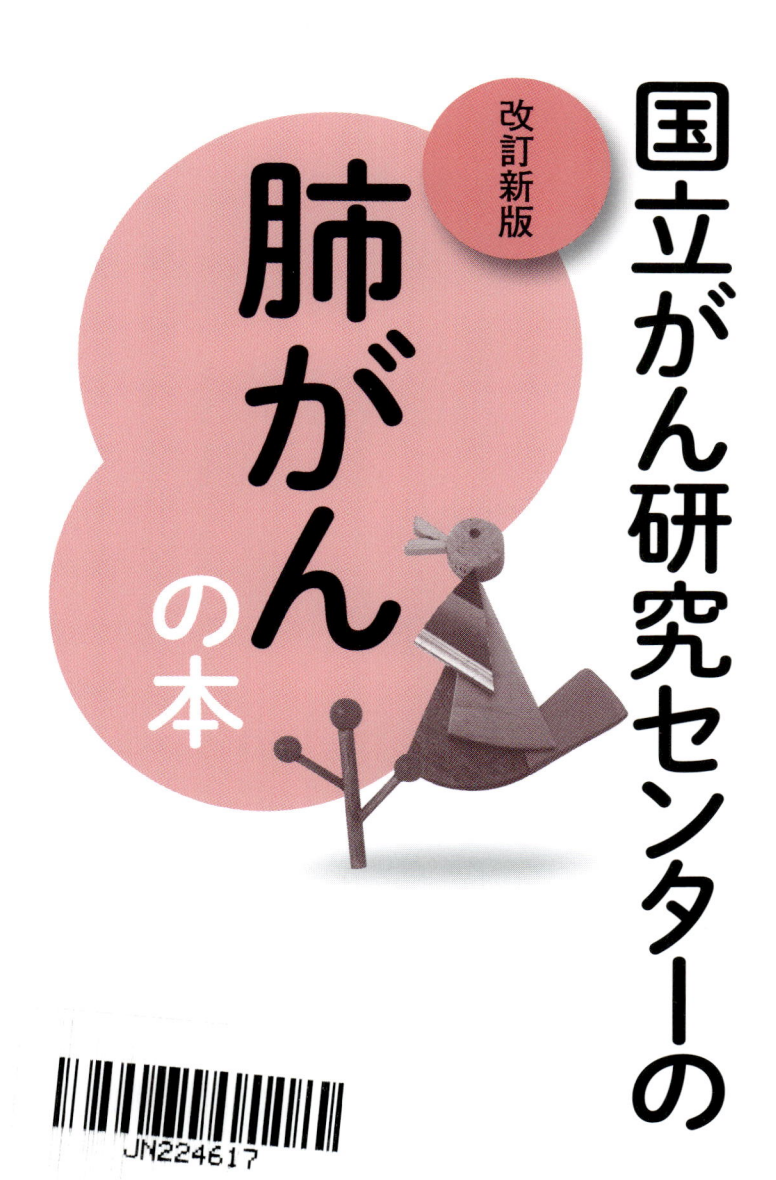

「国立がん研究センターのがんの本」の出版にあたって

国立がん研究センターは、前身である国立がんセンターの創立以来、60年以上にわたってがんの治療や研究に取り組んできました。現在は、「社会と協働し、全ての国民に最適ながん医療を提供する」という理念のもと、「がんの本態解明と早期発見・予防」、「高度先駆的医療の開発」、「標準医療の確立と普及」、「がんサバイバーシップ研究と啓発・支援」、「情報の収集と提供」、「人材の育成」、「政策の提言」、「国際貢献」の8つを使命として研究、診療、そして、がん対策まで、幅広い活動をしております。

社会の長寿化が進むと、がんになる人が増えていきます。現在日本では、2人に1人が、一生のうちにがんにかかるといわれています。ご自身または身近な方が、がんになったり、または「がんの疑いがある」と言われたりした場合、まずはそのがんに関する情報を集めることが大切です。しかしインターネットなどで検索すると、あまりに多くの情報があふれているので、かえって混乱してしまう場合もあります。

このシリーズでは、がんに関する基本的な知識、検査や治療の方法、治療後の療養などについて、図版もまじえてわかりやすく解説しています。この本を読まれることで、医師の説明がよく理解でき、周囲にあふれる情報のなかから正しい情報を選んだり、治療について積極的に考えたりすることの助けになれば幸いです。

国立研究開発法人　国立がん研究センター

国立がん研究センターの
肺がんの本

もくじ

第2章 肺がんの治療 39

第3章　肺がん治療後の経過とケア　99

第4章　肺がんが再発・転移したら　119

第5章　心のケアと療養のこと　131

本書は『国立がん研究センターのがんの本　肺がん』に新たな知見を加え、編集しなおしたものです。

基礎知識 1

肺がんのリスクは喫煙で上昇

1日当たりの喫煙本数が多く、喫煙期間が長いほど高リスク

喫煙によるリスクは男性4・4倍、女性2・8倍

肺がんの原因というと、誰もが思い浮かべるのが喫煙です。

欧米では、肺がんの発生原因の約90%が喫煙とされ、非喫煙者に比べ喫煙者の肺がんに罹患《りかん》する割合は20倍以上といわれています。

日本の場合は、喫煙が原因となる肺がんは男性で69%、女性で20%といわれ、非喫煙者に対し喫煙者のリスクは、男性で4・4倍、女性で2・8倍でした。最近では、喫煙率は減少傾向にありますが、諸外国と比較するとまだ高い状況です。

また、たばこを吸わない人でも、間接的にたばこの煙を吸うことで（受動喫煙）、肺がんを発症するリスクが高くなることがわかっています。

たばこが原因の肺がんは悪性度が高い

現在では、喫煙習慣はニコチン依存症とも呼ばれています。これは、たばこに含まれるニコチンが強い依存性をもっているために、いちど喫煙をおぼえると、たばこをやめることが難しくなってしまうためです。

たばこの煙には、7000種類以上の化学物質が含まれると報告され、このうち200種類余りが有害物質で、このなかからベンゾピレン、ニトロソアミン類、アセトアルデヒド、ヒ素など約70種類の発がん物質が見つかっています。これらの発がん物質は、多くの場合、体内の酵素で活性化され、DNAと結合してDNA付加体となり、これが遺伝子の変異を引き起こし、これらの蓄積によって細胞をがん化するといわれます。

この遺伝子変異は、非喫煙者より喫煙者のほうの肺がん細胞に多くみられ、また、喫煙者は肺がんのなか

でも手術では治療しにくい、悪性度の高い小細胞肺がんや扁平上皮《へんぺいじょうひ》がん（11ページ）になりやすいのです。これらのがんは太い気管支が通っている肺の中枢（肺門）にできるがんで、非喫煙者にはほとんどみられません。

喫煙以外の危険因子

たばこ以外の危険因子として、アスベスト、ラドン、クロム酸、ニッケルなどの有害化学物質を扱う職業、PM2・5（2・5㎛以下の微小な浮遊粒子）などの大気汚染物質、慢性閉塞性肺疾患（COPD）、肺がんの既往歴や家族歴、年齢などがあげられます。

肺がん予防のためには、たばこを吸っている人はまず禁煙し、たばこを吸わない人はたばこの煙を避けることが大切です。

●喫煙起因死亡数

	能動喫煙	受動喫煙
世界	500万人/年	60万人/年
日本	12~13万人/年	1万5000人/年うち 肺がん 2500人/年 虚血性心疾患 4500人/年 脳卒中 8000人/年

［出典］厚生労働省「喫煙と健康　喫煙の健康影響に関する検討会報告書」（2016年）

●受動喫煙による健康影響

大人	レベル1	脳卒中 虚血性心疾患 肺がん 急性呼吸器症状（ぜんそく患者・健常者） 急性の呼吸機能低下（ぜんそく患者）
	レベル2	鼻腔・副鼻腔がん、乳がん 慢性呼吸器症状 呼吸機能低下 ぜんそく発症・コントロール悪化 慢性閉塞性肺疾患 低出生体重児・胎児発育遅延
子ども	レベル1	乳幼児突然死症候群 ぜんそくの既往
	レベル2	ぜんそくの重症化・発症 呼吸機能低下 学童期の咳、痰、喘鳴、息切れ 中耳疾患 う蝕（むし歯）

［出典］厚生労働省「喫煙と健康　喫煙の健康影響に関する検討会報告書」（2016年）

基礎知識２

肺がんの組織型による特徴

小細胞肺がんと非小細胞肺がん、非小細胞肺がんはさらに分類される

組織型による肺がんのタイプ

肺はいろいろな細胞から構成されているため、ひと口に肺がんといっても、いろいろなタイプがあります。肺がんの組織型からみると、肺がんは大きく小細胞肺がんと非小細胞肺がんのふたつに分かれます。さらに、非小細胞肺がんは、腺《せん》がん、扁平上皮《へんぺいじょうひ》がん、大細胞がんなどに分類されます。肺がんの8〜9割を占めるのが、この非小細胞肺がんのタイプです（表）。

　このなかでも、いちばん多いのが腺がんです。腺がんは肺がん全体の50〜60％を占め、女性の肺がんによくみられるタイプです。腺がんはX線検査で発見されやすく、肺野《はいや》に多く発生します。また、腺がんには遺伝子検査で異常がみられるものがあり、そのタイプには分子標的薬が治療効果を発揮する可能性があります（81ページ）。

　非小細胞肺がんで、腺がんに次いで多いのが扁平上皮がんです。喫煙者に多くみられます。扁平上皮がんは、肺門にある太い気管支に多く発生しますが、肺野での発生頻度も高くなっています。

　大細胞がんは、非小細胞肺がんのなかでも頻度が低く数％程度です。

　小細胞肺がんは、その性質から非小細胞肺がんと区別され、肺がん全体の15％程度を占めます。喫煙との関連が大きく、脳や骨などのほかの臓器に転移しやすいのですが、抗がん剤や放射線治療が効きやすいという特徴があります。

　小細胞肺がんは、がんが片側の肺や胸部にとどまっている限局型と、肺の外にまで広がる進展型に分類されます。

●肺がんの発生場所

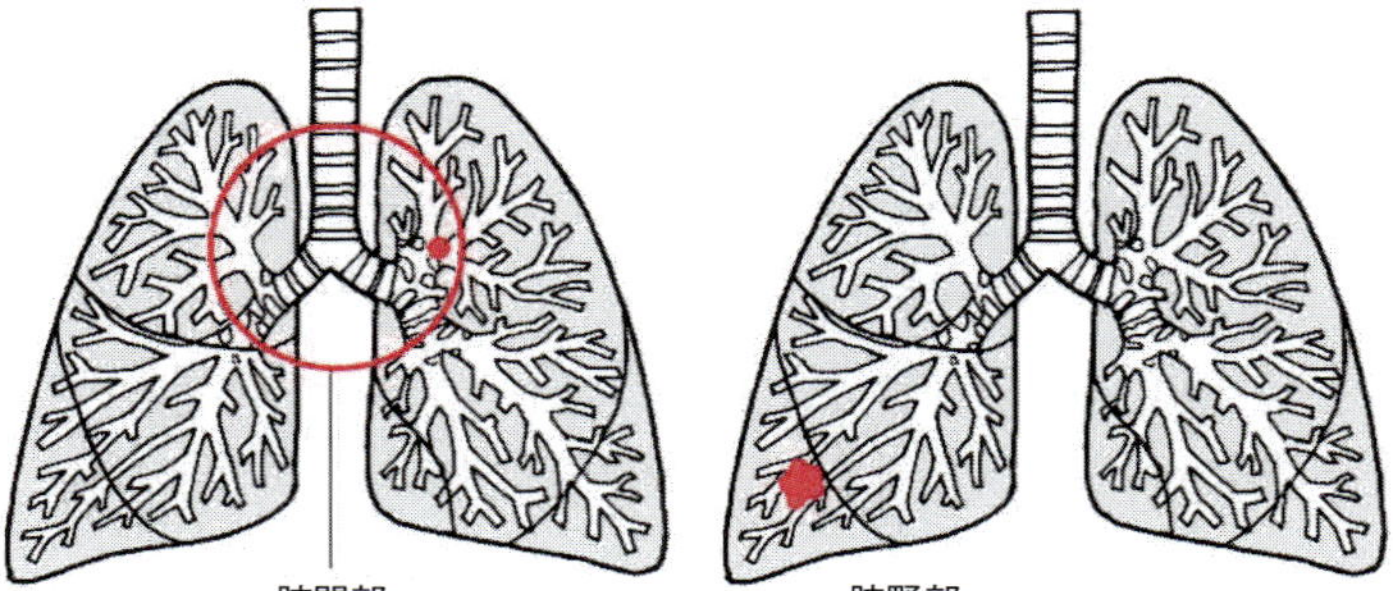

●肺がんの組織型とその特徴

組織型		多く発生する場所	特徴
非小細胞肺がん	腺がん	肺野	肺がんのなかでもっとも多い。 症状が現れにくい。
	扁平上皮がん	肺門・肺野	咳や血痰などの症状が現れやすい。 喫煙との関係が大きい。
	大細胞がん	肺野	増殖が速い。 小細胞肺がんと同じような性質を示すものもある。
小細胞肺がん		肺門・肺野	増殖が速い。 転移しやすい。 喫煙との関連が大きい。 化学療法（抗がん剤）、放射線療法併用に対する感受性が高い。

基礎知識３

肺がんの治療はここまで進歩した

抗がん剤と放射線療法の併用、薬物療法の効果などが進歩

肺がんは罹患率も増え、死亡数1位に

肺がんは40歳台後半から増え、高齢になるほど罹患《りかん》率《りつ》の高まるがんです。欧米人に比べると日本人の肺がん罹患率は低いといわれますが、それでも１９６０年代〜80年代にかけて急激に罹患数が増え、１９９８（平成10）年には、がん種別死亡率で胃がんを抜いて1位になりました。

男女別では罹患率、死亡率とも男性のほうが高く、女性のほぼ2倍です。２０２３（令和５）年のがんの種別死亡数では男性が1位、女性が2位、２０２０年の罹患率では男性が3位、女性が3位となっています。

抗がん剤と放射線療法併用で治療効果向上

罹患率、死亡数とも高い肺がんですが、新しい治療法が開発され、治療効果は着実に上がってきています。

たとえば、上皮成長因子受容体（ＥＧＦＲ）の遺伝子変異をもつ腺《せん》がんは、ゲフィチニブなどの分子標的薬（81ページ）がよく効くことが治療前にわかるようになりました。最近では、免疫チェックポイント阻害薬（84ページ）のような新しい薬も登場しています。

放射線療法では、Ⅰ期の非小細胞肺がんに対してがん細胞だけに的を絞って多方向から放射線を集中させる定位放射線治療が行われ、効果を上げています。そのほかの場合には、化学療法（抗がん剤治療）と併用することで、根治的治療が行われるようになっています。

さらに、肺がんのなかで発生頻度は低いものの、進行しやすく転移しやすいとされる小細胞肺がんに対しては、抗がん剤治療や放射線療法が比較的効きやすいがんということがわかっています。

●主要ながん死亡数の年次推移（男性）

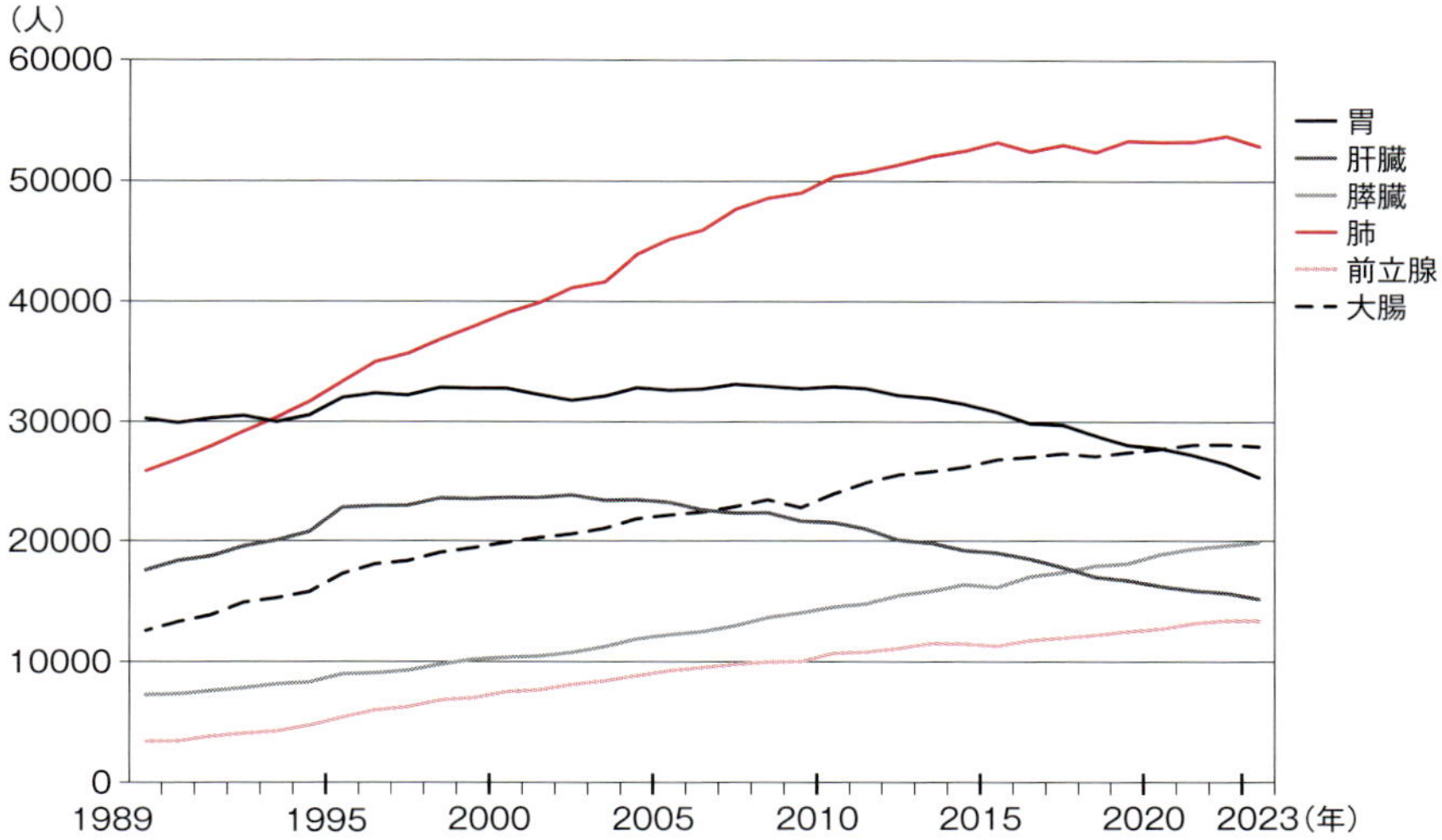

（女性）

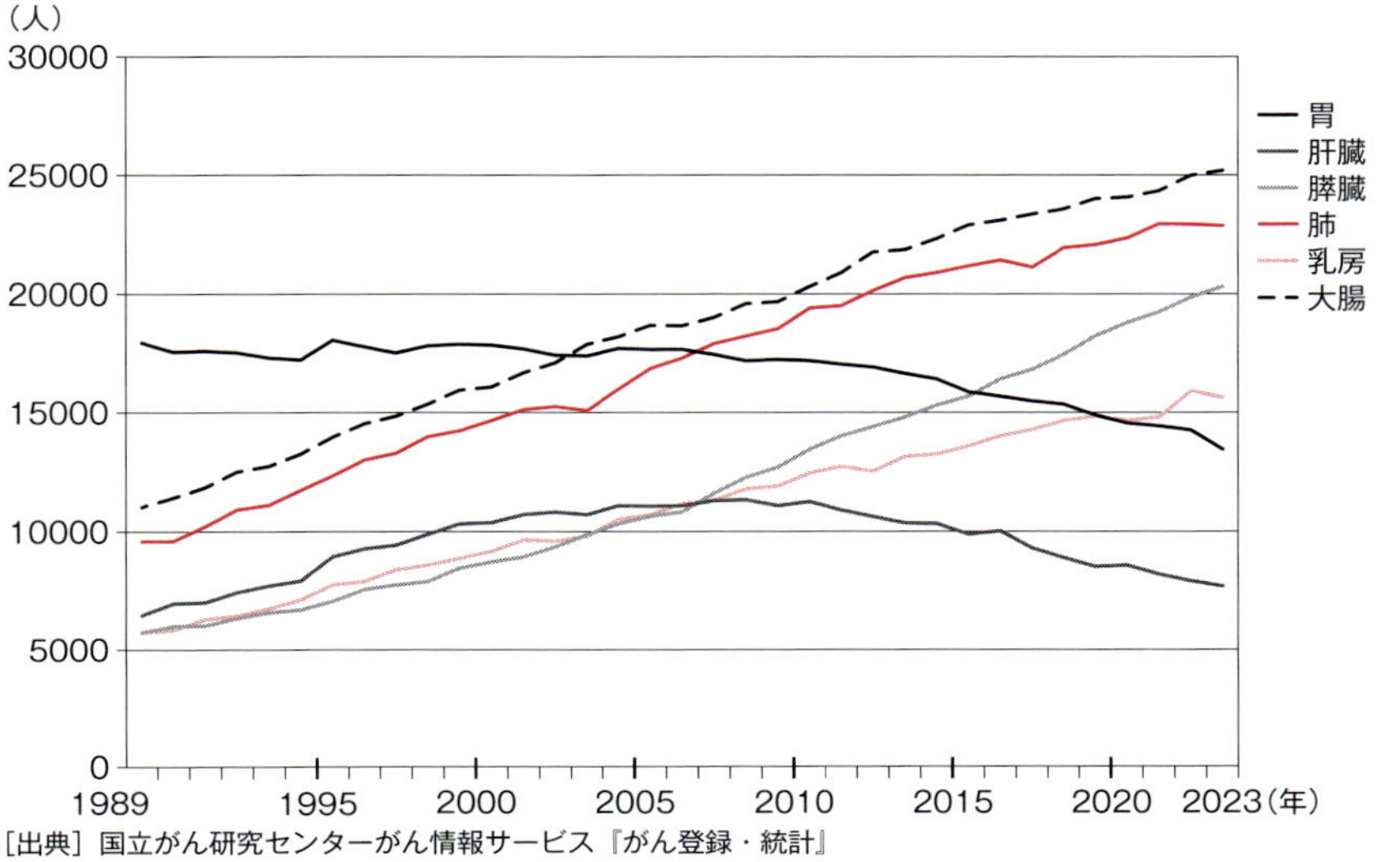

［出典］国立がん研究センターがん情報サービス『がん登録・統計』

さまざまな研究の結果、診断・治療法が手探りであった昔に比べ、現在、肺がんでは病期（病状の程度）ごとに標準治療が確立されています。不確かな情報に惑わされることなく、標準治療にのっとった治療を受けることが大事です。

抗がん剤の副作用も管理技術の進歩で軽減

肺がん治療の場合、治療を受ける患者さんの割合は外科手術が40％、抗がん剤治療や放射線治療は60％とされています。肺がんの種類や病期、からだの状態によっては、抗がん剤治療が中心となるということも少なくありません。

この場合、抗がん剤による治療に対して、副作用が苦しい、つらいというイメージから躊躇《ちゅうちょ》する患者さんが多くみられます。しかし、抗がん剤の副作用は個人によって異なり、同じ薬剤でも、強い副作用が現れる人もいれば、現れない人もいます。

また、最近では抗がん剤を使用するときの管理はよく行き届いており、治療の初めから副作用を弱める薬剤を使用します。

副作用の程度と治療効果の現れ方はまったく別であるので、副作用を我慢する必要はありません。つらいときは我慢しないで、率直に医療スタッフに伝えてください。

使用する抗がん剤の説明を医師などからきちんと受け、わからない点は遠慮せずに質問し、特徴をよく知って、治療を受けることが大切です。

●肺がん５年相対生存率

病期	5年相対生存率（%）
Ⅰ期	85.6
Ⅱ期	52.7
Ⅲ期	27.2
Ⅳ期	7.3
全病期	47.5

［出典］全国がん（成人病）センター協議会の生存率共同調査（2011年～2013年診断症例）2021年11月集計

第1章 肺がんが疑われたら

肺がんはおもに胸部X線検査、喀痰細胞診によって発見されます。長引く咳や血痰などの症状から発見される肺がんは、かなり症状が進行していることが多いのです。肺がんと似た症状を起こす病気もたくさんありますので、おかしいと思ったらかならず肺がん検査を受けるようにしましょう。

1

早期発見のための肺がん検診

一部公費負担で肺がんの集団検診が行われています。健康な人は胸部X線検査を、喫煙している人はさらに喀痰検査も受診し、肺がんがあるかどうか確認します。

定期検診で発見されることが多い腺がん、扁平上皮がん

肺がんは自覚症状が乏しいために、検査によって発見されたときには症状が進行していることが多いがんです。さらに肺という器官は血管に囲まれ、リンパ管も発達しているので、がん細胞が血管、リンパ管を伝わって肺内部をはじめ、肝臓、副腎、腎臓、脳、骨などに転移しやすいのです。

肺がんを早期のうちに発見するには、定期的に肺がん検診を受けることが大切です。とくに肺がんのなかでも腺《せん》がん（11ページ）は胸部X線※1や胸部CT※2画像に写りやすいので、定期検診から発見されることが少なくありません。また、喫煙している人は喀痰《かくたん》検査を受けると、気管支を通ってきた痰の中にがん細胞が含まれるかわかり、扁平上皮《へんぺいじょうひ》がん（11ページ）発見の役に立ちます。ただし、肺がん検診を受けていれば、すべての肺がんが早期に発見できるというわけではありません。

肺末梢部のがんを見つけやすい胸部X線検査

これといって自覚症状がない時期に肺がんを確認するのに、もっとも手軽な検査法が胸部X線検査です。肺がんの集団検診に使用されます。肺の入り口である肺門

※1〈胸部X線〉
メリットは、①短時間で多くの撮影が可能。②装置が普及している。③検査費用が手ごろなので、集団検診に利用しやすい。④肺野部はすみずみまで写る。
デメリットは、①気管支や骨、心臓や血管、横隔膜などに隠れて写りにくい部分がある。②小さながんは見つけにくい。

※2〈胸部CT〉
胸部CT検査は、肺がん検診の精密検査や人間ドックのオプション検査として行われる（20ページ）。

部（11ページ）にできるがんは気管支や心臓、胸骨、血管などが重なっているため、X線検査では写りにくいのですが、肺の末梢《まっしょう》である肺野《はいや》部（11ページ）にできるがんの発見には有効です。肺野には太い気管支など重なるものが少ないので、すみずみまで写るからです。ただし、2cmくらいまでの小さながんは肋骨《ろっこつ》や血管に隠れることがあり、発見しにくくなります。

肺門部のがんを確認する喀痰細胞診

肺門部にできたがんを発見するのに有効なのが、集団検診でも行われる喀痰細胞診[※3]です。肺門部からは、組織を直接採取して細胞診をすることは困難ですが、がん細胞が痰の中にこぼれ落ちることがあるので、痰を採取して顕微鏡で細胞を調べます。肺門部のがんは多くが喫煙者にみられるがんなので、集団検診でも喫煙者が対象になります。また、咳《せき》が出る、多量の痰や血痰が出るなどの症状があるときにも、まず、この検査が行われます。

1回の検査ではがん細胞を見逃す危険性があるので3日にわたって痰を採取します。採取した痰を沈殿させて細胞を集め、薄いガラスに塗りつけて染色し、顕微鏡で調べるのです。痰が出ない場合には、気管支に霧を吹き込んで痰を排出させます。

●胸部X線画像

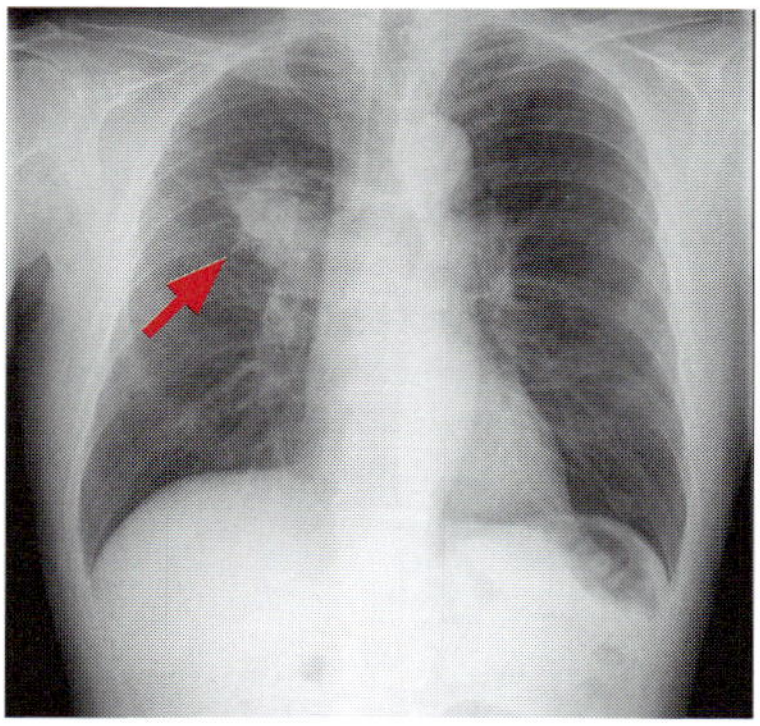

右肺の上葉にみられる腺がん（矢印）。

※3〔喀痰細胞診〕

メリットは、①太い気管支を中心に発生した肺門部のがんについては発見の手段になる。②痰を排出するだけの簡単な検査である。③費用が手ごろである。

デメリットは、①肺のすみにある肺末梢部のがんではがん細胞の採取はできない。②喀痰検査の結果が正常でも、肺がんではないと言いきれない。③最低3回の検査が必要なので多忙な人は検査を回避することがある（38ページ）。

なお、郵送による自宅検査も可能だが、3日分を送るうちに痰が変性し、正確な値がでないこともあるので、その点を考慮する必要がある。

2 肺がんが疑われる自覚症状

早期の肺がんでは自覚症状はなく、進行するとかぜのような症状がみられます。かぜの症状がなかなか治らないというときは胸部X線検査、喀痰検査を受けましょう。

肺門型がんの初期はかぜと区別がつきにくい

肺がんは自覚症状が現れにくく、症状がみられたときには、がんはかなり進行し、全身にがんが転移していることもまれではありません。

比較的早期から症状がみられる肺がんの種類に、扁平上皮《へんぺいじょうひ》がんや小細胞肺がんなどの肺門部にできるがんがあります。

症状としては、いつまでたっても治らない※1咳《せき》や※2胸の痛みがあり、呼吸するたびに喘鳴《ぜんめい》といって「ゼーゼー」という音が胸に響き、息切れがしたり、※3声がかすれたり、※4血痰《けったん》が出たりします。※5顔や首が腫《は》れる、食べ物や飲み物ののどの通りが悪くなるという症状もみられます。

これらはかぜでも起こることがある症状なので、かぜが長引いていると思いながらほうっておいて、発見が遅れることがあります。

このような症状があるときは、かかりつけの医師を受診して、胸部X線検査や喀《かく》痰《たん》検査を受けましょう。

がんが大きくなると気管内の粘液の分泌が増え、気管支の内側が狭くなるので、空気が通りにくくなります。さらに腫瘍《しゅよう》が気管支を圧迫して狭窄《きょうさく》すると、発熱と同

※1〈咳〉
肺がん初期の咳は通常のかぜによる咳と変わらない。特徴的な咳ではないが、症状が進むと、がんによる気道の圧迫や胸水がたまることが原因の咳となり、咳が止まらず、コントロールしにくくなる。

※2〈胸の痛み〉
がんが胸膜に広がって（浸潤《しんじゅん》）起きる症状。さらに進行すると肋《ろっ》骨《こつ》が破壊されて、胸痛は激しくなり、持続するようになる。腕にも痛みやしびれが生じることがある。

時に胸痛や絶え間ない咳をともなう閉塞性肺炎《へいそくせいはいえん》を起こすことがあります。がんがさらに大きくなると、太い気管支をふさいで呼吸困難に陥ることもあります。

肺野型のがんは自覚症状が現れにくい

腺《せん》がんや大細胞がんなどの肺末梢《まっしょう》部にできるがんでは、太い気管支がないためにがんが小さいうちは症状が現れにくいのが特徴です。自覚症状が現れる前に集団検診や定期健康診断などの胸部X線検査から発見されることが多いのです。

肺がんが進行して、リンパ管や他の臓器に転移してから発見されることもあります。脳への転移では頭痛や嘔吐《おうと》、手足の麻痺《まひ》、視力障害などが生じます。骨への転移では腰痛、背部痛、その他の骨の痛みなどがあり、肺の内部で転移していれば胸水がたまって胸痛や背部痛、呼吸困難などがみられることがあります。全身の症状として疲労、食欲不振、体重減少などの症状も起こります。

小細胞肺がんではホルモンによる影響も

小細胞肺がんは、がん細胞がさまざまなホルモンをつくり出すために特有の症状を起こす場合があります。

たとえば副腎皮質《ふくじんひしつ》刺激ホルモンの分泌が過剰になると、肥満やムーンフェイス（満月様顔貌《まんげつようがんぼう》）、皮膚が黒くなる、血圧や血糖値が高くなるといったクッシング症候群をともなったり、抗利尿ホルモンの分泌過剰による食欲不振や神経症状、意識障害などが起こることがあります。

※3〔声がかすれる〕
声帯をコントロールしている反回神経が、がんの進行によって麻痺するために起こる。継続的な声がれに引き続き、食べ物・飲み物を飲み下すことができなくなることもある。

※4〔血痰〕
血痰はかぜや気管支炎、肺炎、結核などでもみられるが、肺がんの場合は、がんが崩れて表面から出血したり、がんが浸潤して気管支の粘膜を破壊したりして血痰が生じる。血痰が毎回出るようなときは注意。

※5〔顔や首の腫れ〕
胸腔《きょうくう》内の上大静脈、腕頭静脈ががんにおかされたり、血管の周りのリンパ節が腫れたりして血管を圧迫し、血流が悪くなって起こる。頭痛や意識障害の原因にもなる。

3 肺がんが疑われたときに受ける検査

肺がん検診や18ページであげたような症状から肺がんが疑われたときには、次に胸部CT検査を受けることになります。

小さながんは胸部CT検査で発見

胸部X線検査で肺に影があるなど、異常がみられた場合には、胸部CT検査が行われます。これは、X線を使って胸を輪切りにした断層写真を撮り、コンピュータで画像を解析してがんを確認する検査方法です。胸部X線検査では見つからない淡い陰影もCTでは写し出され、肺を多方向から撮るので気管支や心臓、血管などの重なりによる死角がなく、小さな病変でも発見することができます。

胸部CT検査では、検査を受ける人は寝台に横になります。検査装置は一定の速度で寝台を前後に移動させながら、体をらせん状にスキャンしていきます。1回、呼吸を止めると肺全体の撮影ができ、短時間で多くの情報が手に入ります。

次ページの写真右が、マルチスライスCTの画像です。単純X線撮影に比べると、CTは数十倍の被ばく量がありますが、CT検査はがんの診断には必要な検査であり、かつ、自然界での被ばくを考えれば、人体への影響はそれほどないとされています。ただし、胸部CT検査では見つかった病変が肺がんであるかどうか確定はできません。また、がん以外のさまざまな病気も見つかり、肺がんかそれ以外の病気かわからないこともあります。

〔造影CT〕
正常な組織と異常のある組織を区別しやすくするために、造影剤を静脈内に注入してCTを撮る。造影剤はX線を通過させにくいヨウ素を含んだもので、血管などが白く写る。

●胸部Ｘ線による画像

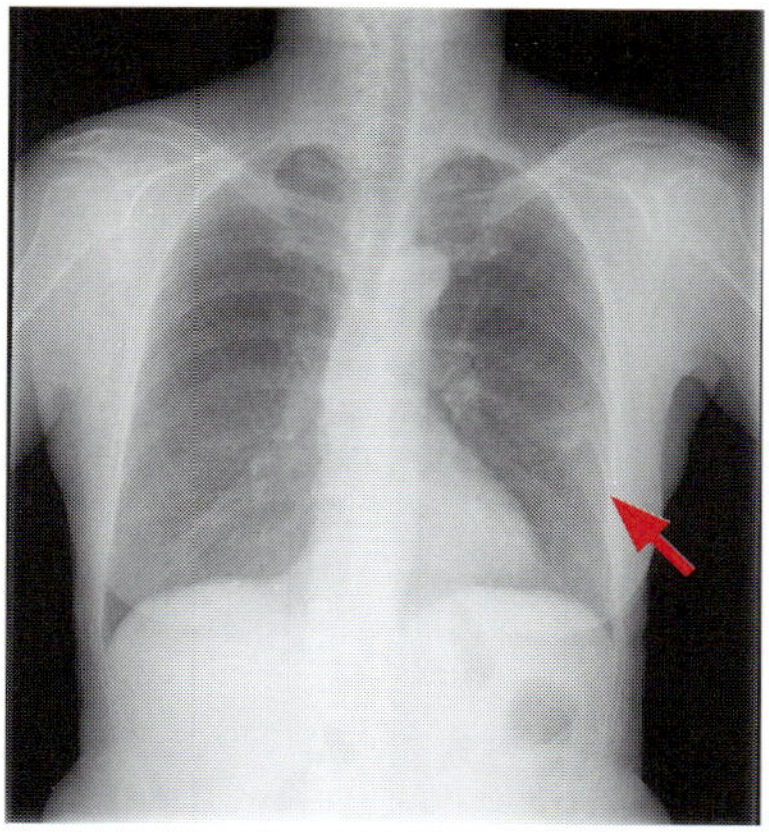

左下の肺野にがんの影が見える（矢印）。

●マルチスライスCTによる画像

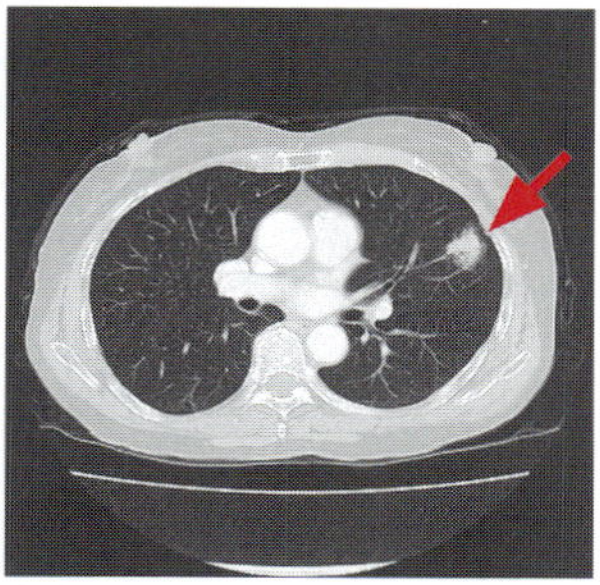

左肺の上葉にがんの像が描出されている（矢印）。

●マルチスライスCTによる高分解画像

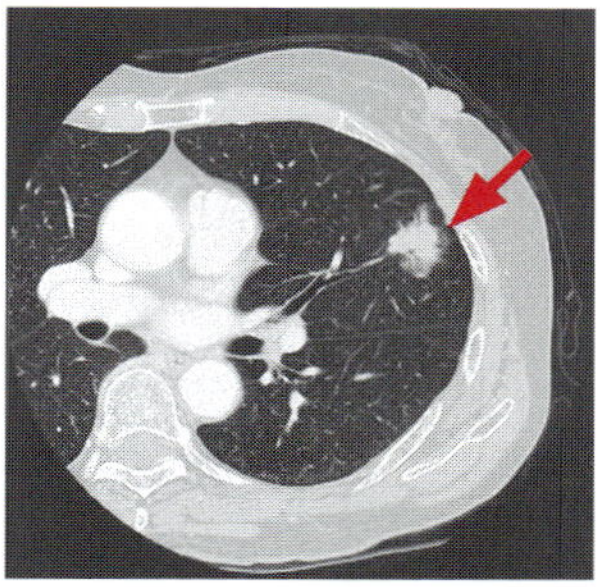

拡大を加え、薄いスライス幅を用いて画像をつくることで、病巣がより詳細に描出されている（矢印）。

●マルチスライスCTの原理

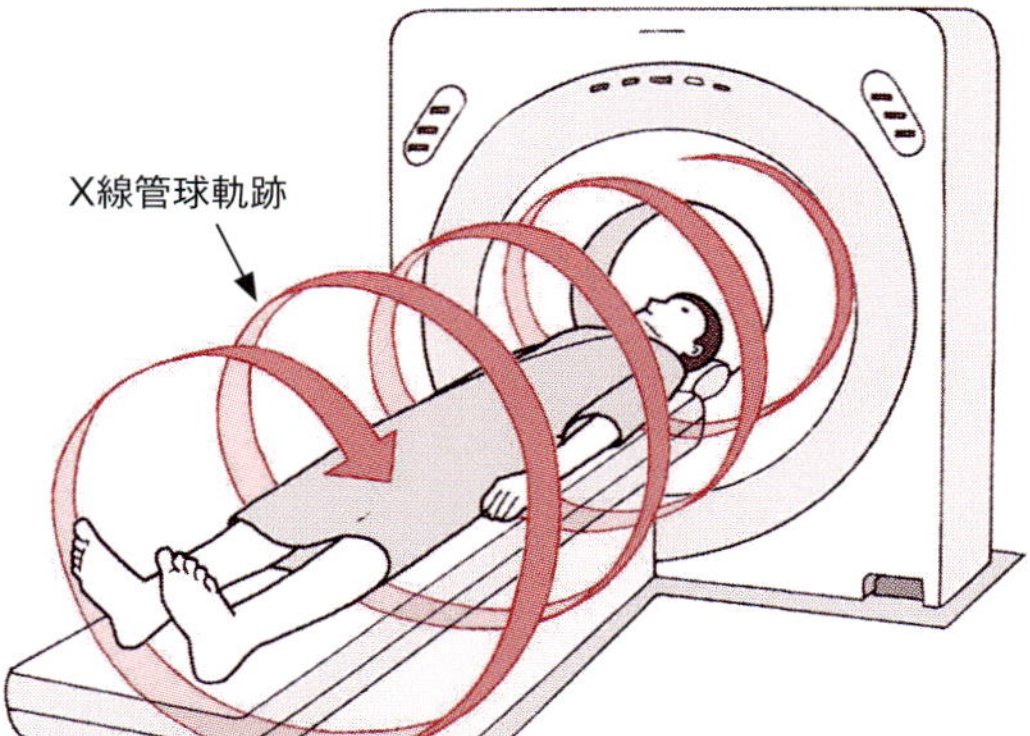

X線を照射するX線管球が１回転する間に複数枚の断層画像を撮影することができる。

4

肺がんと間違われやすい病気

肺がんに起こる一般症状は肺がん以外の病気にもみられます。CT検査で小さな病変でも見つかるようになりましたが、肺がんとの鑑別は難しい場合があります。

肺がん以外の病気にもみられる症状

肺がんの場合、特徴的な自覚症状はなく、一般症状としては、長引く咳《せき》や痰《たん》、血痰、胸痛、呼吸困難など、かぜのような症状がみられます。しかし、長引く咳や痰は、気管支炎※1、気管支拡張症※2、結核などにもみられ、血痰は、気管支炎や気管支拡張症に多くみられます。胸痛はほかの肺の病気だけでなく心臓病でもみられる症状です。このように、肺がんはほかの病気と間違われやすく、症状だけでは区別しにくい病気です。発見が遅れ、症状を自覚するようになったときには、かなり肺がんが進行していることが多いといわれます。

精度の高いCT検査で見つかる病巣の鑑別

肺がんの検査にマルチスライスCTのような精度の高い機器が使用されるようになり、肺がん以外の小さな病巣もたくさん見つかるようになりました。そのため、専門医による肺がんと肺がん以外の病気との鑑別が重要になっています。最終的には気管支鏡や経皮的針生検《せいけん》による生検や細胞診をもってはじめて肺がんの確定診断が行われます。専門医が生検によりほかの肺の病気と鑑別して肺がんと診断したと

※1〈気管支炎の症状〉
急性の場合と慢性の場合がある。急性の場合はかぜ症候群のひとつで、くしゃみ、鼻水、鼻づまり、咳、痰、発熱、関節の痛みなどがみられる。1週間ぐらいで症状はおさまり、2週間以上続くときは要注意。慢性気管支炎の場合は咳と痰の症状が長引く。

肺胞が破れて大きな空気だまりができる肺気腫や、慢性気管支炎と肺気腫を含む慢性閉塞性《へいそくせい》肺疾患（COPD）をともなうこともある。

※2〈気管支拡張症の症状〉
気管支の一部が拡張する病気で、慢性の咳と痰、ときには血痰や喀《かっ》血《けつ》がみられる。乳幼児期の肺炎や百日ぜき、先天的疾患、慢性副鼻《ふくび》

きは、ほぼ肺がんと考えて間違いありません。

肺がんの前がん症状「すりガラス状」の陰影

ＣＴ検査で、肺に１cmほどの大きさの白っぽく淡い病巣（すりガラス状の陰影）が見つかることがあります。これは腺《せん》がんとの鑑別が非常に難しく、異型腺腫《せんしゅよう》様過形成の場合もあります。異型腺腫様過形成は腫瘍《しゅよう》の性質をもつものの、肺がんほど悪性ではなく、将来がんになるかもしれないが、がんになる証拠がないという病態で、前がん症状と考えられています。１cm未満の大きさであれば数年はあまり変化がないと考えられますが、念のため経過を観察します。陰影が１cm以上になったり、だんだんと大きくなり内部に濃い白色の部分が出現すれば、外科手術を検討します。

腔《くう》炎（蓄膿症《ちくのうしょう》）を合併したびまん性気管支拡張症などが原因とされる。

がん告知が怖くて検査に行けない

咳《せき》が長引く、血痰《けったん》らしきものが出た、そういえば胸が痛むなどの症状があり、もしや肺がんかもと思っても、肺がんと診断されるのが怖くて、検査に行けないという人がいます。

自覚症状がみられるということは体内に重大なことが起きている可能性があります。しかし、これらの症状は肺がんだけでなく、ほかの肺の病気にもみられます。肺がんかどうかをはっきりさせるには、検査を受けなければ解決しません。

かかりつけ医に紹介状を書いてもらい、呼吸器科を受診して、胸部Ｘ線検査や胸部ＣＴ、喀痰《かくたん》細胞診検査を受けます。

検査の結果、がんの疑いがあれば専門病院を紹介してもらい、そこで気管支鏡検査などを受けます。この気管支鏡検査や、場合によっては生検《せいけん》によってはじめて肺がんの確定診断ができるのです。

肺がんは治りにくいがんのひとつですが、早期に発見、治療すれば効果も上がります。新しい治療法も開発されています。おかしいと思ったときは、恐れずに、かかりつけ医に相談してみましょう。

5 肺がんの確定診断の検査

集団検診で肺に影がある、痰にがん細胞がみられるというときは、気管支鏡検査などを行い、それが確かにがんで、どの種類のがんかを確かめます。

確定診断のための気管支鏡検査

喀痰《かくたん》検査や胸部X線検査、ＣＴなどでがんが疑われるときは、気管支鏡検査（内視鏡）を行います。肺から直接、細胞や組織を採取して、がん細胞の有無を確認する方法です。気管支鏡は、直径５㎜ほどの細いしなやかな内視鏡で、その先に採取に必要な器具がついています。検査するときは、前もってのどに麻酔薬を噴霧して局所麻酔を行い、のどの動き（反射）を減らすための筋肉注射をするので、苦しさは軽減されます。肺の病巣に気管支鏡が届くと先端からブラシや針、鉗子《かんし》が出て、細胞や組織を採取します。これを顕微鏡で調べて、がんかどうかを確定します。胃などでは検査でしばしば内視鏡を使用しますが、肺の場合はからだへの負担が大きいので、がんの疑いが強まったところで、がんを確定するために行われます。確定診断では、超音波で場所を確認しながら肺の入り口近くのリンパ節から組織を採取する、超音波気管支鏡ガイド下針生検《せいけん》を行うこともあります。

気管支鏡以外のCTガイド下肺針生検など

気管支鏡による組織の採取も生検といいますが、病巣が肺の末端にあるときには、

〔気管支鏡検査の注意〕

心臓や脳血管障害で血液の凝固を阻止する薬を飲んでいる人は、組織を採取した後に、出血が止まりにくいことがあるので注意が必要。検査を受ける前に医師に話しておく。また、今まで麻酔薬に対するアレルギーが指摘された人も、気管支鏡検査をしても、がんかどうか確定できないこともある。

局所麻酔をして肋骨《ろっこつ》の間から細い針を差し込み、肺の細胞をとる経皮的針穿刺法《せんしほう》を行うことがあります。病巣が胸まで広がっている場合に胸膜を採取する胸膜生検、胸水を採取する胸水細胞診や、首のリンパ節に針を刺して細胞を採取するリンパ節生検、外科的手術による開胸生検を行うこともあります。

より大きな組織を採取するときには、先端が冷却されたプローブで病変周辺を凍結させてから組織を採取するクライオ生検を行います。しかし、クライオ生検は、出血や気胸などの合併症リスクが、鉗子を用いたほかの生検に比べて高くなります。

●気管支鏡

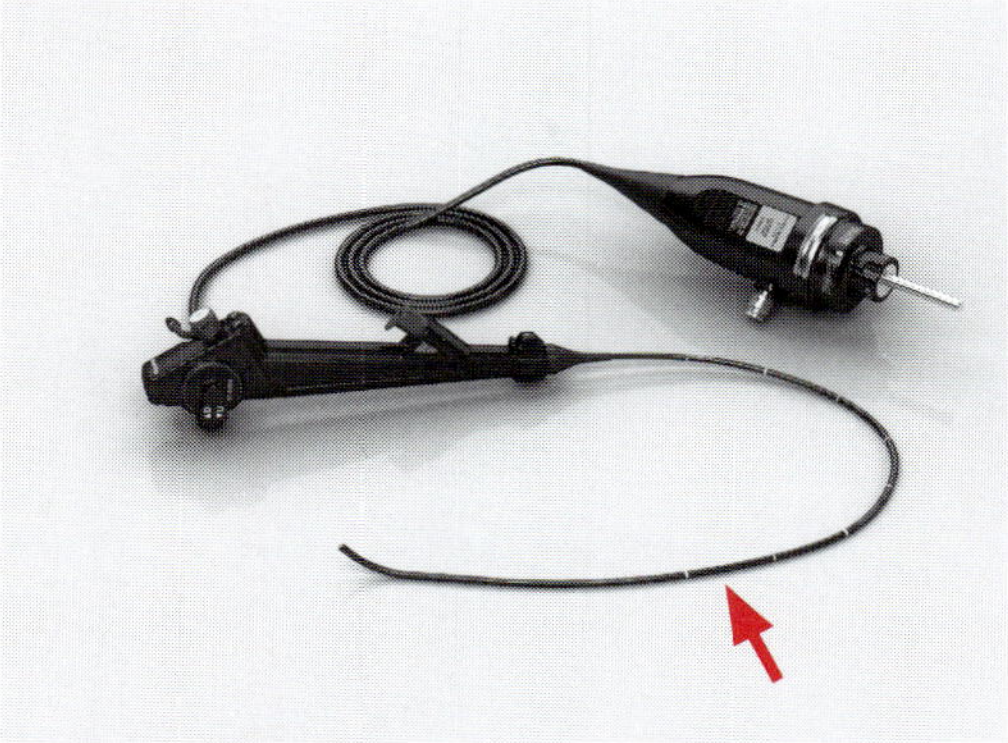

直径５㎜程度の細い管（矢印）を気管や気管支の中に挿入して細胞を採取する。
写真提供：オリンパス株式会社

●口から気管支鏡を挿入する

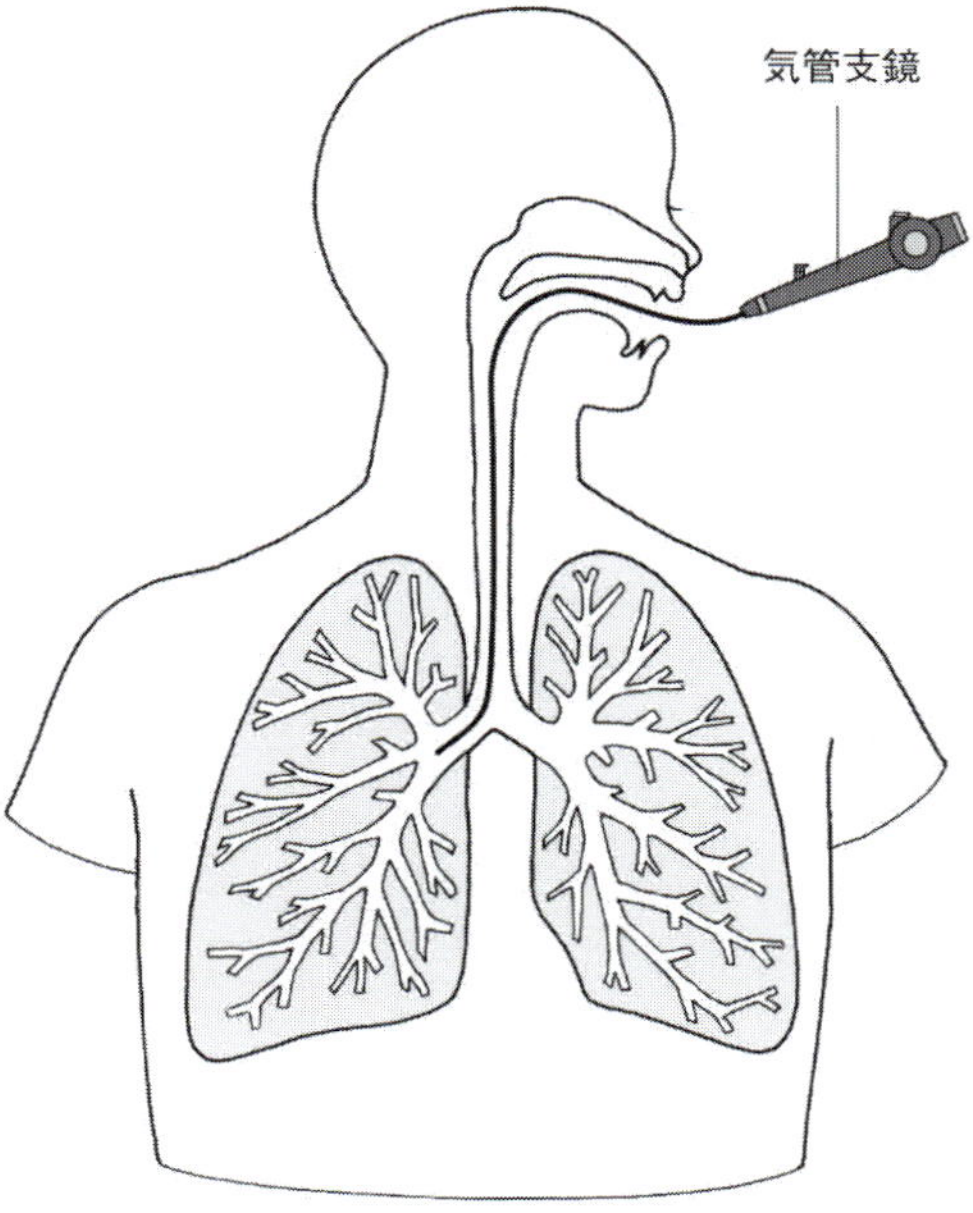

気管支の内部をモニターに映して観察する。異常が発見されたら器具を挿入し、その部分の細胞や組織を採取して調べる。

6 肺がんが転移したら

肺がんは病変が小さくても転移する可能性があるため、検査や治療でも転移を考慮します。

がん細胞の血行性転移

肺がんはほかのがんに比べて再発・転移しやすいがんといわれ、肺がんと診断された時点で、検査で見落とされるような微細ながんがすでに、同じ肺の中やほかの臓器に転移している可能性があります。

肺がんが転移する方法には、それぞれ、がん細胞が運ばれていく経路に特徴があります。「血行性転移」「リンパ行性転移」「経気道性転移」の3つのタイプがあります。

血行性転移というのは、原発巣からがん細胞がはがれて血液に乗り、遠く離れた組織に新たな転移巣をつくることをいいます。この転移巣から血液に乗って、さらに遠くの組織に転移することもあります。肺の仕組みを見てもわかるように肺はすみずみまで毛細血管に覆われていることから、肺がんの場合は血行性転移は少なくありません。

がん細胞のリンパ行性転移

リンパ行性転移は原発巣からはがれたがん細胞がリンパ液に乗って、血行性転移と同じように、遠くの組織に運ばれて転移巣をつくることです。

肺の周辺には、たくさんのリンパ節があります。肺内にもあれば、肺門、縦隔《じゅうかく》、腹部や首にもあります。リンパ行性転移は、通常原発巣にいちばん近いリンパ節から順に転移します。肺がんのリンパ行性転移は多いので、外科手術するときは、原発巣に近いリンパ節を系統的に切除します。これをリンパ節郭清《かくせい》といいます。

がん細胞の経気道性転移

肺がんの場合にみられる特殊な再発・転移が経気道性転移です。肺から気道を伝わって、呼吸によって転移します。呼吸しているときに、肺の下葉にあった原発巣から、がん細胞が息（空気）に乗って飛び、上葉や隣の下葉に再発・転移するのです。

●肺がんの転移とは

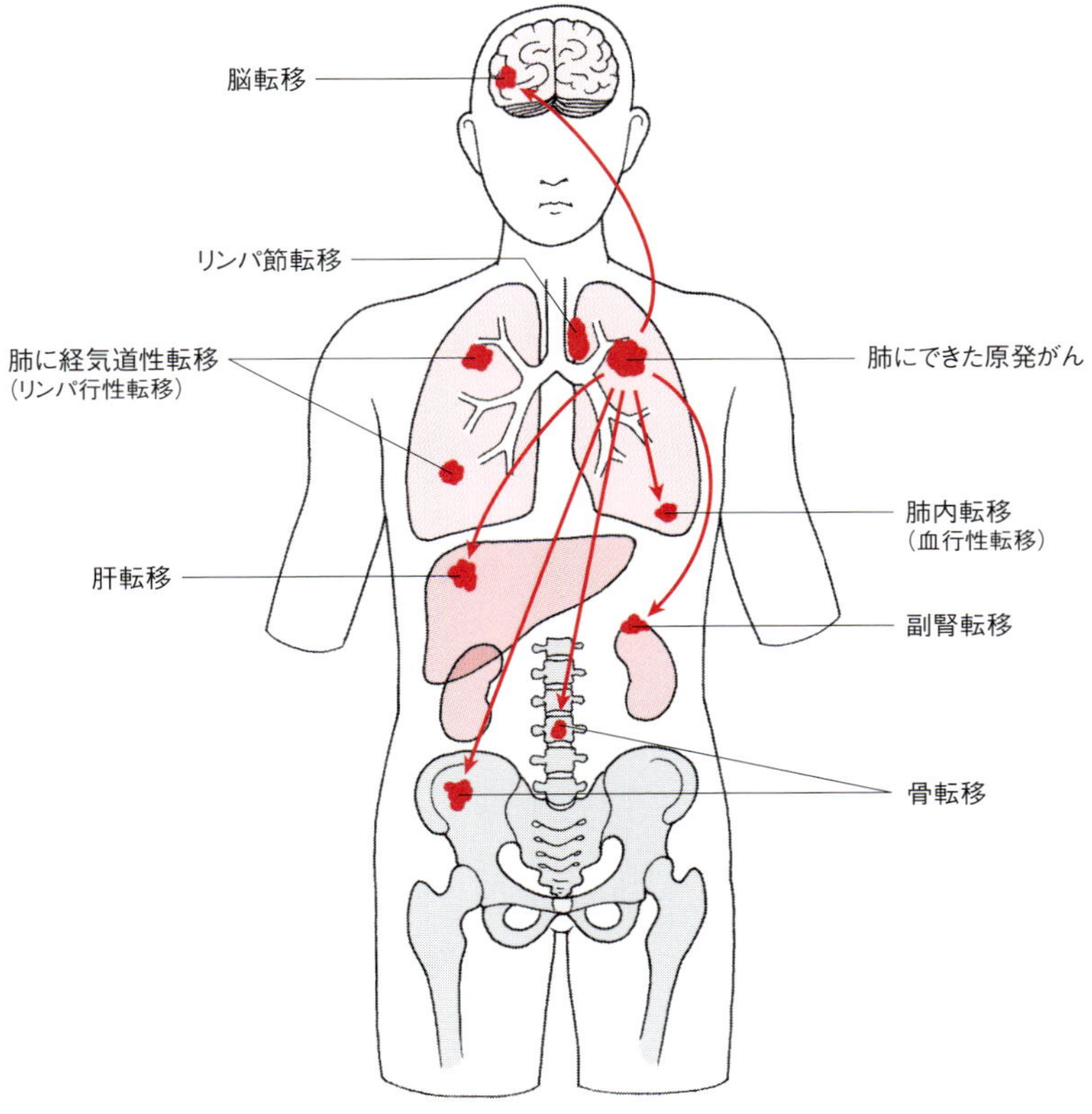

7 がんの広がりを調べる検査

肺がんが確定した後、治療方針を決めるには、がんがどこまで広がっているか、ほかの臓器に転移していないか、がんの広がりをチェックする必要があります。

転移を調べる他臓器のCT、MRI検査

肺がんは、肺野《はいや》や脳、骨、副腎などに転移しやすいので、胸部CT、腹部CT、脳CTもしくはMRI[※1]の検査による画像診断が行われます。それぞれの部位の断層写真を撮り、組み合わせて画像診断します。私たちが見る断層写真は、足元から見た画像になるので左右が逆に見えます。

MRIは磁気共鳴画像といわれ、X線ではなく磁気をかけて得た情報を画像化したものです。どの方向からも画像を得ることができ、病巣と周囲の関係を確認するのに有効です。肺がんの場合は、胸部MRIより情報量が多いCTを利用することが多いのですが、脳、骨、副腎の検査にMRIを使用することがあります。

全身のがんの発見、進行具合がわかるPET

PET《ペット》は陽電子放出断層写真といいます。体内に、陽電子を含んだポジトロン核種を注射して、1時間後、全身をスキャンして、細胞の活動を撮影します。正常な細胞よりがん細胞のほうがよく活動し、薬剤を取り込みやすい点を利用した検査法で、1回の検査で、全身のがんも発見でき、がんの進行具合もおおむねわかります。

※1〈MRI〉
「Magnetic Resonance Imaging（磁気共鳴画像）」の略で、強力な磁場と電波を利用して体内の状態を撮像する検査。放射線被ばくがなく、脂肪や筋肉といった軟部組織の描写に優れており、脳や脊髄《せきずい》、関節などの診断に適している。

最近では、ＰＥＴとＣＴを合わせたＰＥＴ／ＣＴ装置や、ＭＲＩと合わせたＰＥＴ／ＭＲＩ装置が開発されています。がんの形状の評価に適したＣＴやＭＲＩと、がんの代謝をとらえるＰＥＴによって、肺がんの位置だけでなく、リンパ節転移や遠隔転移などを同時に診断することができるようになり、肺がんの病期分類に活用されています。ＰＥＴ／ＣＴが行えない場合に、骨への転移を調べる目的で、※2骨《こつ》シンチグラフィという検査を行うこともあります。

超音波気管支鏡ガイド下針生検

超音波気管支鏡ガイド下針生検《せいけん》（ＥＢＵＳ-ＴＢＮＡ）は、２００５年から行われ始めた検査です。気管支鏡と超音波がいっしょになった超音波気管支鏡を用いて、リアルタイムでリンパ節を観察しながら、リンパ節内の細胞や組織を吸引して採取し、リンパ節への広がりを調べます。

腫瘍マーカー

血液からがんの有無を調べる検査ですが、腫瘍《しゅよう》マーカーの値が高くてもがんがない場合があり、値が正常でもがんである場合もあります。がんの発見よりは、がんの進行具合や治療効果をチェックするのに有効です。腺《せん》がんの場合はＣＥＡ（がん胎児性抗原）、ＳＬＸ（シアリルＬｅｘ-ｉ抗原）、扁平上皮《へんぺいじょうひ》がんの場合はＳＣＣ（扁平上皮がん関連抗原）、ＣＹＦＲＡ21-1（シフラ）、小細胞肺がんの場合はＮＳＥ（神経特異的エノラーゼ）、ＰｒｏＧＲＰ（ガストリン放出ペプチド前駆体《ぜんくたい》）の値を調べます。

※2〔骨シンチグラフィ〕

ラジオアイソトープ（放射性同位元素＝ＲＩ）を静脈から注射して、ＲＩが目標に達したときに出す放射線をシンチカメラでとらえ画像に描き出す。骨の場合はＲＩがどのくらい骨に分布しているかを調べ、骨《こつ》転移の有無を調べる。ＲＩ検査の一種。

進行度を表す病期分類

肺がんの進行度を表すための因子に、ＴＮＭがあります。ＴＮＭは、国際対がん連合（ＵＩＣＣ）によって決められた、がんの国際的な進展度分類で、現行のものは第９版にあたります。日本では、２０２５年1月より、第９版のＴＮＭ分類が使用されています。

Ｔは原発腫瘍（最初にできた腫瘍）の大きさを表し、ＣＴなどの画像診断によって評価されます。Ｔは、1～4に分類されたうえで、ａ～ｃなどに細分化されます。

Ｎは所属リンパ節への転移の有無を表します。所属リンパ節とは、胸腔《きょうくう》内にあるリンパ節や鎖骨上窩《じょうか》リンパ節をさし、肺の周囲にあって肺がんの転移しやすいリンパ節のことです。Ｎは、造影ＣＴやＰＥＴなどで評価され、0～3に分類されます。

Ｍは離れた臓器への転移（遠隔転移）の有無を表し、ＣＴ、ＭＲＩ、ＰＥＴ、骨シンチグラフィなどで評価されます。Ｍには0と1があり、Ｍ1はａ～ｃに細分化されます。

ＴＮＭ分類には、各種検査から得られた情報による、手術前の臨床分類（ＴＮＭ分類に小文字のｃをつけて表す）と、病理検査の情報を加えた手術後の病理学的分類（ＴＮＭ分類に小文字のｐをつけて表す）があります。

このＴＮＭによる因子を組み合わせて病期（33ページ表）が決められています。

●肺がんのTNM分類

T（原発腫瘍）
TX：潜伏がん
Tis：上皮内がん
T1：肺または臓側胸膜内に存在するか、葉気管支または葉気管支より末梢に腫瘍が存在する 　T1mi：微少浸潤性腺がん：充実成分径≦0.5cmかつ病変全体径≦3cm 　T1a：充実成分径≦1cmかつTis・T1miに相当しない 　T1b：充実成分径＞1cmかつ≦2cm 　T1c：充実成分径＞2 cmかつ≦3cm
T2：以下のいずれかの特徴を有する腫瘍 　T2a：・充実成分径＞3cmかつ≦4cm 　　　・臓側胸膜浸潤 　　　・隣接する肺葉への浸潤 　　　・腫瘍が主気管支に及ぶが気管分岐部には及ばないか、肺門まで連続する部分的または一側全体の無気肺か閉塞性肺炎がある 　T2b：充実成分径＞4cmかつ≦5cm
T3：以下のいずれかの特徴を有する腫瘍 　・充実成分径＞5cmかつ≦7cm 　・壁側胸膜、胸壁への浸潤 　・心膜、横隔神経、奇静脈への浸潤 　・胸部神経根（T1、T2など）または星状神経節への浸潤 　・原発巣と同一葉内の不連続な副腫瘍結節
T4：以下のいずれかの特徴を有する腫瘍 　・充実成分径＞7cm 　・縦隔、胸腺、気管、気管分岐部、反回神経、迷走神経、食道、横隔膜への浸潤 　・心臓、大血管（大動脈、上・下大静脈、心膜内肺動静脈）、腕頭動脈、総頸動脈、鎖骨下動脈、腕頭静脈、鎖骨下静脈への浸潤 　・椎体、椎弓板、脊柱管、頸椎神経根、腕神経叢への浸潤 　・原発巣と同側の異なった肺葉内の副腫瘍結節
N（所属リンパ節）
N1：同側肺門リンパ節転移
N2：同側縦隔リンパ節転移 　N2a：単一N2ステーションへの転移 　N2b：複数N2ステーションへの転移
N3：対側縦隔、対側肺門、同側または対側の斜角筋/鎖骨上窩リンパ節への転移
M（遠隔転移）
M1：遠隔転移 　M1a：対側肺内の副腫瘍結節、胸膜結節、悪性胸水（同側・対側）、悪性心囊水 　M1b：胸腔外の一臓器への単発遠隔転移 　M1c：胸腔外の一臓器または多臓器への多発遠隔転移 　　M1c1：胸腔外の一臓器への多発遠隔転移 　　M1c2：胸腔外の多臓器への多発遠隔転移

［出典］日本肺癌学会 編,『肺癌取扱い規約　第９版』金原出版, 2025年, 7ページを一部改変

8 肺がんの病期と治療方針

肺がんかどうかは、最終的にがん細胞を採取して調べることによってわかり、がんの性質や転移の有無がはっきりしたところで治療方針が立ちます。

確定診断と進行度診断、全身の状態の検査を経て治療法が決定

肺がんと診断されるまでには、３段階の検査を受けることになります。前述のような、①がんを疑うような病巣があるかどうかを調べる検査（胸部X線検査、胸部CT、喀痰《かくたん》細胞診検査）。この①の検査結果を受けて、がんの疑いがあると、②がん細胞が確かにあることを調べる確定診断のための検査（気管支鏡検査、経皮的針生検《せいけん》など）が行われます。細胞を採取してがんであることをチェックし、②の段階でがんのタイプ（性質）もはっきりし、はじめてがんと診断することが可能になります。②の段階でがんであれば、どのようながんなのか、どのような治療が適当なのかを調べるのが、③がんの大きさや広がりなどの進行および転移を調べ、病期[※1]決定をするための検査です。

病期はがんの大きさと広がりによって分類

肺がんは腫瘍《しゅよう》の大きさと広がり具合によって、０〜Ⅳ期に、さらにＡ、Ｂ、Ｃなどに分類されます。小細胞肺がん[※2]も同じ病期分類を行いますが、病期のほかに、限局型、進展型に分類することもあります。

※１〈病期〉
がんの広がりによってがんの進行状態を病期という分類で表す。病期は「ステージ」と呼ばれることもある。がん細胞は見つかっているがどこに病巣があるかはっきりしない状態を「潜伏がん」と分類する。

※２〈小細胞肺がん〉
▼限局型　がんが肺と近くのリンパ節に転移しているが、片側の肺と胸部にとどまっている。
▼進展型　がんが肺の外に広がり、ほかの臓器にも転移がある。

●肺がんの病期分類

M	T		N0	N1	N2a	N2b	N3
M0	TX		潜伏がん				
	Tis		0				
	T1		ⅠA				
	T1mi		ⅠA1				
	T1a		ⅠA1	ⅡA	ⅡB	ⅢA	ⅢB
	T1b		ⅠA2	ⅡA	ⅡB	ⅢA	ⅢB
	T1c		ⅠA3	ⅡA	ⅡB	ⅢA	ⅢB
	T2	T2a	ⅠB	ⅡB	ⅢA	ⅢB	ⅢB
		T2b	ⅡA	ⅡB	ⅢA	ⅢB	ⅢB
	T3		ⅡB	ⅢA	ⅢA	ⅢB	ⅢC
	T4		ⅢA	ⅢA	ⅢB	ⅢB	ⅢC
M1			Ⅳ				
M1a			ⅣA				
M1b							
M1c (M1c1, M1c2)			ⅣB				

［出典］日本肺癌学会 編,『肺癌取扱い規約　第9版』金原出版，2025年，6ページを一部改変

治療方針は、組織型、病期、身体状況、年齢、合併症などを考慮

肺がんの治療方法には、外科手術、放射線療法、薬物療法※3の3つがあります。どの治療法を選ぶかは、①小細胞型か非小細胞型かの組織型、②潜伏がんからⅣ期までの病期、③患者さんの肺をはじめ、心臓、腎臓、肝臓などの身体状況、④年齢を考慮します。肺がんの場合は、ほかのがんと違って、がんの組織型によって小細胞肺がんと、非小細胞の腺《せん》がん、扁平上皮《へんぺいじょうひ》がん、大細胞がんに大きく分けられ、放射線や抗がん剤を使用したときの治療成績はそれぞれ異なります。

標準治療※4として、非小細胞肺がんの病期Ⅰ期〜Ⅱ期、ⅢA期の一部は外科手術、小細胞肺がんとⅢA期以降の非小細胞肺がんの治療は、放射線治療や薬物療法が原則になります。各臓器の機能が低下していたり、高齢であったりすれば、外科手術や薬物療法の負担が大きいので、負担が少ない放射線療法を行う場合もあります。

患者さんと担当医が相談して治療法を決定する

組織型や病期、身体的状況から、治療方針はある程度決められてきますが、患者さんの、治療後の生活の質（ＱＯＬ）※5を維持することも重要です。治療すると肺がんになる前のからだにすっかり回復するのではなく、ときには治療による副作用や障害を抱えての生活になることもあります。最終的には、自分の病気の状態や治療後の生活を考えた選択が大事になります。こうしたことを考慮しながら治療法は担当医と患者さんが、家族とも相談して決めます。

※3〔薬物療法〕
薬物療法には、化学療法（抗がん剤治療）、分子標的薬治療、免疫チェックポイント阻害薬治療（ＩＣＩ）があり、それぞれ目的や期待される治療効果が異なる。

※4〔標準治療〕
多くの臨床研究から導かれた、その種のがんに現時点でもっとも適した治療法を標準治療という。ただし、この標準治療以外の方法で治療をしてはいけないというものではない。それぞれの病院や医師が独自に行う先進医療もある。

※5〔ＱＯＬ〕
Quality of life（クオリティオブライフ）の略。「生活の質」「生命の質」を意味する。

●肺がんの標準治療

非小細胞肺がんの標準治療	
病期	標準治療
IA1-IA2	手術
IA3	手術 → 化学療法 手術 → 化学療法 → ICI
IB	手術 → （化学療法） → 分子標的薬
IIA	ICI/化学療法 → 手術
IIB	ICI/化学療法 → 手術 → ICI
IIIA	手術 → 化学療法 → ICI 手術 → （化学療法） → 分子標的薬 ICI/化学療法 → 手術 ICI/化学療法 → 手術 → ICI 放射線治療+化学療法 → ICI/分子標的薬
IIIB IIIC	放射線治療+化学療法 → ICI/分子標的薬
IVA IVB 再発	化学療法/分子標的薬/ICI 二重特異性抗体※6/ADC※7

小細胞肺がんの標準治療	
病期	標準治療
I	手術 → 化学療法
LD 限局型	化学療法 ＋ 放射線治療 ±予防的全脳照射（CR例）※8 → ICI
ED 進展型	化学療法+ICI
再発	二重特異性抗体/化学療法

※6〔二重特異性抗体〕
ふたつの異なる標的に結合できる抗体分子のこと。体内の免疫系を担う細胞をがん細胞の居場所まで直接導き、がん細胞に対する攻撃力を高める。

※7〔ADC〕
抗体薬物複合体。がん細胞特有の分子に対する抗体と、抗がん剤をバイオテクノロジーによって複合させたバイオ医薬品の一種。

※8〔CR例〕
完全寛解が得られた症例。

Q&A

Q 肺がんの原因はたばことといいますが、低タール、低ニコチンなら、健康への心配はないでしょうか?

A たばこのパッケージには「喫煙は、あなたにとって肺がんの原因の一つとなります。疫学的な推計によると、喫煙者は肺がんにより死亡する危険性が非喫煙者に比べて約2倍から4倍高くなります」と記されています。低タール、低ニコチンのたばこに替えても、それ以外の有害物質はそのまま含まれており、一酸化炭素の量に変化はありません。むしろ、ニコチン依存症の人は血中のニコチン濃度を一定に保とうとして、無意識のうちに肺の奥深くまで煙を吸い込んだり、フィルター近くまでたばこを吸ったりして、かえって有害物質を多く吸い込むということも報告されています。

最近主流となっている加熱式たばこの煙にも、ニコチンや発がん性物質などの有害物質が含まれています。長期的な影響についても、十分な研究が行われていませんから、健康への悪影響は否定できません。

肺がんの原因はたばこだけではありませんが、最大の要因はたばこです。また、たばこが原因のがんは性質が悪いとされています。自分の意志での禁煙が難しい場合は、加熱式たばこの使用を含めて、医療機関や薬局などで相談することもできます。禁煙に、遅いということはありません。何度でもOKです。きょうから禁煙しましょう。

Q 70歳、80歳になっても、禁煙による肺がんのリスク回避に効果はあるのでしょうか?

A きょうから禁煙すれば、その効果は、5年で肺がんのリスクは低下し、さらに禁煙を継続すれば、非喫煙者と同じになることはないものの、かなりリスクは下がるといわれます。また、非喫煙者と同等になるのは男性で21年以上、女性で11年以上かかるというデータもあります。そこで、若い人は早く禁煙すればそれだけ肺がんになるリスクは下がりますが、高齢になったら、禁煙の効果を生むまでに寿命が尽きてしまうので、70歳、80歳以降の禁煙は意味がないという話がでてきます。

　しかし、禁煙効果は肺がんばかりではありません。米国肺協会では、禁煙により、20分で血圧は正常になる、８時間で血中の酸素濃度が正常になる、24時間で心筋梗塞《しんきんこうそく》のリスクが減る、48時間で味覚や嗅覚《きゅうかく》が回復する、２週間～３か月で循環機能が改善され、歩行が楽になる、１～９か月で咳《せき》や疲労感、息切れが改善すると報告しています。

　禁煙すればそれだけの効果があるのです。最近では高齢者の肺がんが増えています。その肺がんを悪化させないためにも、また、肺機能の低下によってせっかくの根治手術を受けられないということがないように、さらに、老後を快適に過ごすにも、禁煙することを勧めます。

Q 肺がん検診は、アメリカではあまり効果がないといわれていると聞きました。どういうことですか？

A　１９７０年代の後半、がんの臨床で有名なアメリカのメイヨークリニックを中心に、肺がん検診の効果を検証する実験が行われたことがあります。45歳以上の男性喫煙者４５００人を、胸部Ｘ線検査と喀痰《かくたん》細胞診検査をする検診群と、検診をしない対照群に分けて、その後の肺がん死亡率を比べたところ、検診群も対照群も死亡率には差がみられませんでした。
　そのことから、肺がん検診の胸部Ｘ線検査、喀痰細胞診検査を行っても、肺がんの早期発見による死亡率低下には結びつかないという説が広く蔓延《まんえん》しました。しかし、日本では肺がん診断時より前の検診率を比較したところ、１年以内に検診を受けた場合は、28％の肺がん死亡減少効果が認められたという報告があり、検診がむだとも、また非常に有効ともいえないという結論でした。

　しかし、その後、精度の高いＣＴによる検査方法が開発されて小さながんも発見されるようになって検診の効果が上昇してきました。状況は変わり、一時肺がん検診を中止していたメイヨークリニックも肺がん検診を再開しています。肺がんは特徴的な自覚症状がない病気で、症状が現れたときは相当に進行しているといわれます。肺がんの早期発見、早期治療は検診に頼るしかありません。

Q&A

Q 先日、喀痰検査を受けたら要精密検査と言われました。これはがんの宣告と同じことですか？

A 喀痰《かくたん》細胞診検査の場合、検査結果は、A～Eの5判定に区分されます。

Aは採取した検体が唾液《だえき》だけで痰が入っておらず検査ができなかったので再検査。

Bは、正常上皮細胞だけで異常はみられなかった状態。ただし、喫煙している人は定期的に検診を受けること。

Cは、中等度の異型扁平上皮《へんぺいじょうひ》細胞が認められるので、6か月以内に再検査を受けること。

Dは、高度異型扁平上皮細胞が認められるので精密検査が必要。

Eは、悪性腫瘍《しゅよう》細胞が認められるので精密検査が必要。

Cの場合は、型の異なった細胞が認められるが、早期の扁平上皮がんとの鑑別が難しいので、しばらく間を置いて再度検査するという意味で、精密検査の必要はありません。

DとEの判定が精密検査の対象になります。要精密検査という結果がでるのは1％程度です。このうち、Dの高度異型扁平上皮細胞が認められるというのは、異常な細胞の病変が認められるので精密検査をして調べたほうがよいということです。

Eの悪性腫瘍細胞が認められるというのは、がんの疑いがあるので精密検査が必要という意味です。ただし、精密検査をしても、がんが疑われるのは10％以下で、がんでないことも多いのです。

がんでない場合もその後、継続して検査を受けることが大切です（16ページ）。

●喀痰細胞診の判定基準

判定区分	細胞所見	指導区分
A	喀痰中に組織球を認めない	材料不適、再検査
B	正常上皮細胞のみ 基底細胞増生 軽度異型扁平上皮細胞 線毛円柱上皮細胞	現在異常を認めない 次回定期検査
C	中等度異型扁平上皮細胞 核の増大や濃染をともなう円柱上皮細胞	再塗抹または6か月以内の再検査
D	高度（境界）異型扁平上皮細胞または 悪性腫瘍が疑われる細胞を認める	直ちに精密検査
E	悪性腫瘍細胞を認める	

［出典］日本肺癌学会 編，『肺癌取扱い規約　第9版』金原出版，2025年，172ページ

第2章 肺がんの治療

肺がんの治療法には外科療法、放射線療法、薬物療法があります。どの治療法を選ぶかは、がんの性質や進行状態、患者さんの年齢や全身状態によって異なります。早期のがんの場合は手術での根治も可能です。また、どのような段階でも、生活の質（ＱＯＬ）を維持するために緩和ケアが行われます。

1 肺がんの治療法

肺がんの治療法には、外科療法、放射線療法、薬物療法があります。まず、それぞれの療法について、知ることが大切です。

肺がん治療には大きく3つの方法がある

肺がん治療は、がんを切除して根治する外科療法、病巣に放射線照射を行う放射線療法、抗がん剤を主とした薬物療法が中心です。肺がんの治療法は肺がんの種類（組織型）と病気の進行状態（病期）および患者さんの状態によって異なります。

◎外科療法（48ページ）

外科療法（手術）の対象は、非小細胞肺がんの病期IA・IB期、IIA・IIB期とIIIA期の一部およびI期、IIA期の小細胞肺がんです。手術によって根治が可能というときに行われます。手術には、縮小手術といって病巣の部分切除または肺葉の区域切除を行う方法と、標準根治手術の肺葉切除を行う方法があります。がんが少し進行しているようなら病巣のある片方の肺を切除することもあります。縮小手術は切除の範囲が狭く、呼吸機能をできるだけ残すことができるため、ごく初期のがんや持病のある場合に行われることがあります。しかし、一般には初期でも、再発を懸念して標準根治手術である肺葉の切除を行います。

標準根治手術は、肺を切除するとともにリンパ節郭清《かくせい》といって、リンパ節も切除します。リンパの流れに乗ってがん細胞が肺の外に流れ出てリンパ節転移を起こし

●治療法の選択

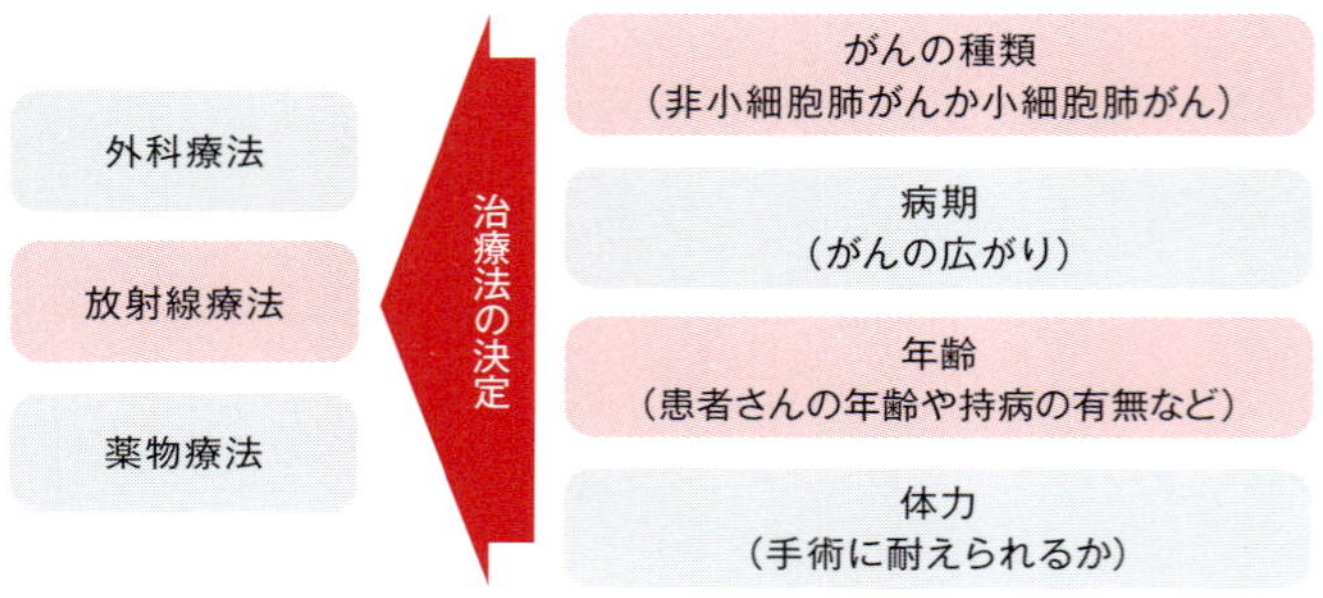

ている可能性も考慮し、病巣近くの転移しやすいリンパ節を周囲の脂肪組織といっしょに切除するのです。最近では、がんがある場所によって転移しやすいリンパ節、転移しにくいリンパ節がわかってきたため、リンパ節の切除は最小限ですますという方法も考えられています。しかし、実際には肺がんは進行が速くて転移しやすいので、安全を考えて広範囲のリンパ節郭清を行うのが原則です。

また、肺の中枢側にできる肺門型肺がんの場合、気管支を切除した後に残った気管支をつなぎ合わせて気管支形成術を行うこともあります。

なお、切除部分が大きいと、術後、息切れが生じるなど肺機能の低下による呼吸障害がみられることもあります。術前の呼吸機能検査を考慮しながら、どのくらいの範囲で肺切除を行うかが外科手術のポイントになります。

◎放射線療法（62ページ）

放射線療法は、X線や高エネルギーの放射線を外部から照射してがん細胞を死滅させる治療法です。根治的な放射線療法の対象になるのは、非小細胞肺がんの病期IIIA・IIIB・IIIC期を中心に、年齢や体力、合併症などによっては手術ができないI期、II期、そして、がんが原発巣と近くのリンパ節にとどまっている小細胞肺がんの限局型です。非小細胞肺がんのIII期と限局型では基本的に抗がん剤と併用します。

治療法は、1日1回から2回、1回の照射時間は5～10分間で、週5日の照射を数週間繰り返します。小細胞肺がんの限局型では、化学療法と併用して1日2回の照射を行います。条件がそろえば外来で治療することもできます。小細胞肺がんで、脳への転移を予防するために、脳に放射線療法（予防的全脳照射）を行います。

また、がんが骨や脳に転移している場合、痛みなどの症状を緩和するために緩和的な放射線照射を行うこともあります。脳の転移がびまん性（広範囲）でない場合にはサイバーナイフなどを用いた定位放射線治療も行われます。

放射線療法の場合、がん細胞を死滅させるときに、一部正常な細胞も影響を受けるので、副作用が現れることがあります。船酔いのような症状、照射した部分の皮膚の変色やかゆみ、食道炎による胸焼け、のどの痛み、嚥下《えんげ》障害（ものを飲み込みにくい）などがおもな症状です。多くの場合、治療が終了すると副作用も徐々におさまりますが、一部の副作用は後遺症として残ったり、命にかかわる場合もあります。治療を受けるときに放射線療法の専門医の説明をよく聞きましょう。

◎薬物療法**（68ページ）**

薬物療法は全身治療です。非小細胞肺がんの手術ができない病期Ⅲ期の一部、小細胞肺がんの限局型には、放射線療法と併用して行われます。

全身にがんが広がっている非小細胞肺がんのⅣ期、小細胞肺がんの進展型は、抗がん剤などが単独で使用されます。

一般に抗がん剤は点滴で使用します。通常は、3～4週を1コースとして、担当の医師が抗がん剤使用後の反応を見ながら、4～6回、繰り返していきます。1週間ほど入院して治療を受ける方法と、外来で受ける方法もあります。最近では分子標的薬といって、がんの増殖や転移などにかかわるがん細胞の分子を標的にした治療が行われることもあります。

従来の抗がん剤（細胞障害性抗がん剤）も、新たに開発された分子標的薬も、さまざまな副作用が出現します。実施時には専門医の説明をよく聞き、期待される効果と危険性を把握しましょう。

◎その他の治療法

気管の表面に限局する肺がんでは、気管支鏡でのレーザー照射による治療が行われることもあります。事前にがん組織に取り込まれやすく、光に反応しやすい物質を使用して、レーザー光線をがん組織に集中照射する光線力学的療法もあります。

最新の治療法としては、病変に電極針を刺して高周波の電磁波で焼く経皮的ラジオ波焼灼《しょうしゃく》療法（ＲＦＡ）が、肺がんでも保険診療で受けられるようになりました。ＲＦＡは、体への負担が少なく、臓器を温存しやすいというメリットがありますが、胸膜まで浸潤《しんじゅん》している場合や高度肺気腫を合併している場合は対象となりません。

頭が真っ白になり医師の話も聞けない

がんと告げられて、頭の中が真っ白になって何も考えられないという患者さんは少なくありません。しかし、最初は激しく落ち込んでも、多くの患者さんはがんという事実を受け入れ、やがて立ち直ってがんの治療にしっかりと向き合っていきます。

その間、患者さんのそばに付き添い、相談にのりながら、医師と患者さんとの仲介役を引き受けるのが家族です。診察にはかならず家族や親しい友人が同席し、医師の説明をいっしょに聞いてあげましょう。その際、かならずメモをして、後で確認ができるようにしておきます。

あやふやな知識や聞きかじりは排除して、どう行動すべきかを考え、わからないことはメモをして、医師と相談しながら治療などの方針を決めていきます。病気のことを知るためにも、国立がん研究センターが推奨する本や資料を読んでおきましょう。

もし、１か月たっても本人が精神的にショックから立ち直れないようなら、早めに病院に相談して、がん専門の精神科を紹介してもらい受診しましょう。

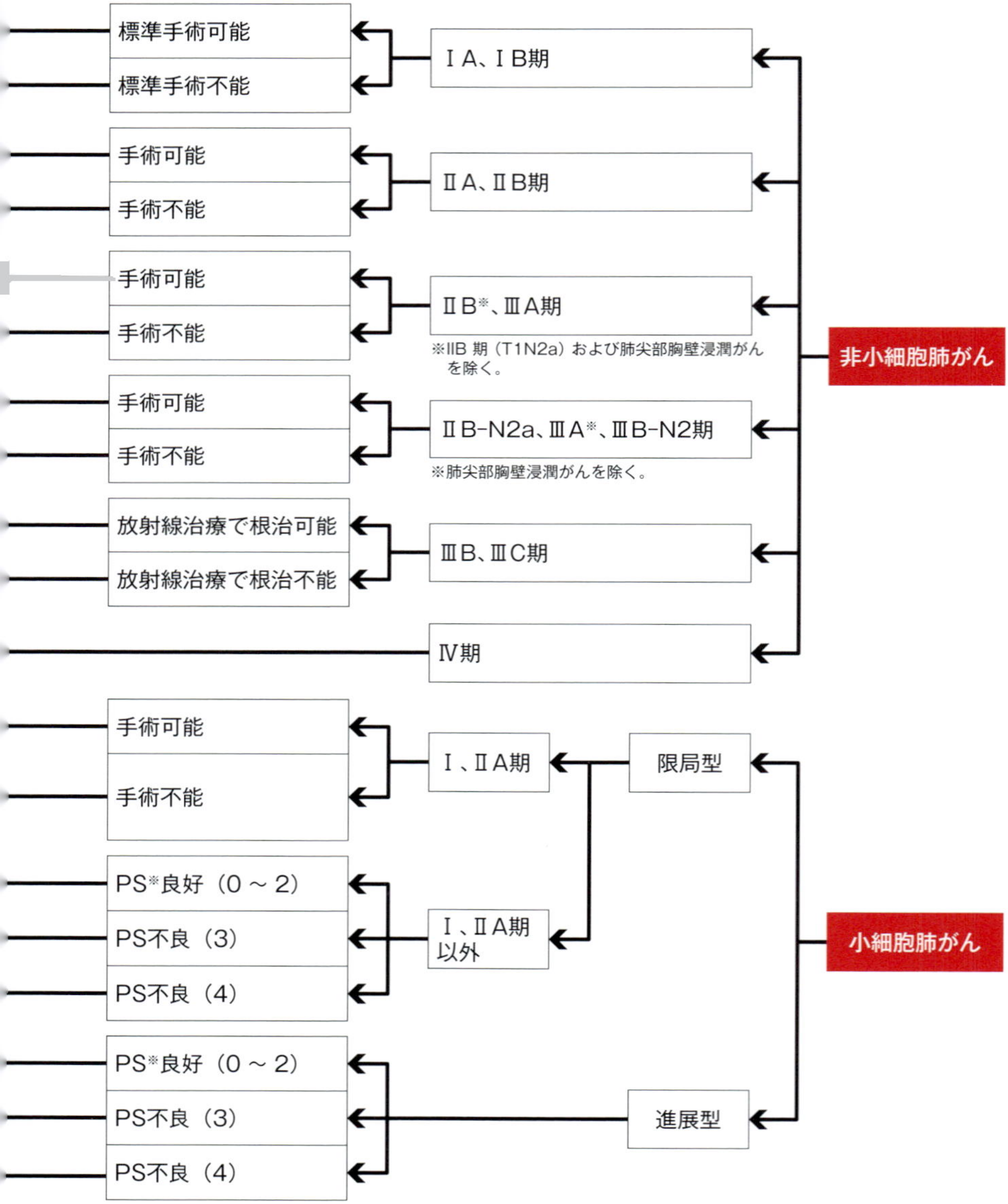
非小細胞肺がん
ⅠA、ⅠB期
標準手術可能
標準手術不能
ⅡA、ⅡB期
手術可能
手術不能
ⅡB※、ⅢA期
※IIB 期（T1N2a）および肺尖部胸壁浸潤がんを除く。
手術可能
手術不能
ⅡB-N2a、ⅢA※、ⅢB-N2期
※肺尖部胸壁浸潤がんを除く。
手術可能
手術不能
ⅢB、ⅢC期
放射線治療で根治可能
放射線治療で根治不能
Ⅳ期
小細胞肺がん
限局型
Ⅰ、ⅡA期
手術可能
手術不能
Ⅰ、ⅡA期以外
PS※良好（0～2）
PS不良（3）
PS不良（4）
進展型
PS※良好（0～2）
PS不良（3）
PS不良（4）

●肺がんの治療法決定までの流れ

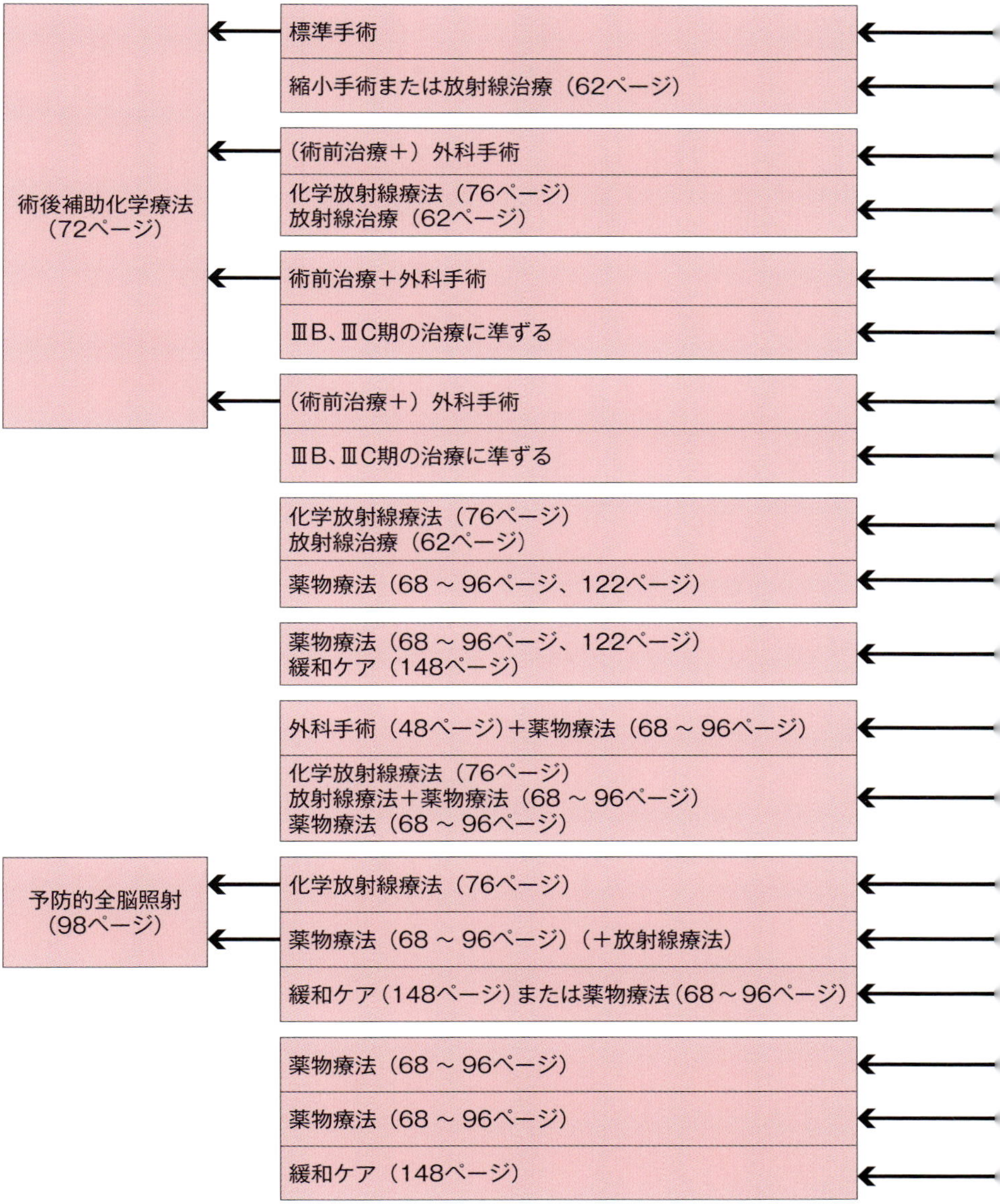
術後補助化学療法（72ページ）
標準手術
縮小手術または放射線治療（62ページ）
（術前治療＋）外科手術
化学放射線療法（76ページ）
放射線治療（62ページ）
術前治療＋外科手術
ⅢB、ⅢC期の治療に準ずる
（術前治療＋）外科手術
ⅢB、ⅢC期の治療に準ずる
化学放射線療法（76ページ）
放射線治療（62ページ）
薬物療法（68～96ページ、122ページ）
薬物療法（68～96ページ、122ページ）
緩和ケア（148ページ）
外科手術（48ページ）＋薬物療法（68～96ページ）
化学放射線療法（76ページ）
放射線療法＋薬物療法（68～96ページ）
薬物療法（68～96ページ）
予防的全脳照射（98ページ）
化学放射線療法（76ページ）
薬物療法（68～96ページ）（＋放射線療法）
緩和ケア（148ページ）または薬物療法（68～96ページ）
薬物療法（68～96ページ）
薬物療法（68～96ページ）
緩和ケア（148ページ）

※PSは79ページ参照。

それぞれの治療にかかる費用の目安

◎非小細胞肺がんで病期Ⅰ期

【外科手術を受ける場合】胸腔鏡補助下肺葉切除術（92万円）、そのほか事前の検査費用、注射代、入院費などがかかります。

【放射線治療を受ける場合】定位放射線治療（照射料63万円のほか放射線治療管理料、動体追尾法料など）。

◎非小細胞肺がんで病期Ⅰ期またはⅡ期

【外科手術および再発予防の薬物療法を受ける場合】標準根治手術（約92万円）、治療薬代（抗がん剤は体表面積に応じて投与量が決まるため、からだの大きさによって費用が異なってきます）、そのほか事前の検査費用、入院費などがかかります。

◎非小細胞肺がんで病期Ⅲ期、Ⅳ期

【薬物療法と放射線療法を受ける場合】通常分割胸部放射線治療（約50万円～85万円）、治療薬代、入院費などがかかります。

◎小細胞肺がんの進展型

【薬物療法を受ける場合】治療薬代、検査費用、入院費などがかかります。

◎小細胞肺がんの限局型

【薬物療法と放射線療法を受ける場合】加速過分割もしくは通常分割胸部放射線治療（約50万円～85万円）、治療薬代、入院費などがかかります。治療後に予防的全脳照射（54万円）が行われることがあります。

●おもな肺がん治療費の例
(肺がんの種類や病期および受ける治療法によって、抗がん剤などは身体的な条件によっても異なる)

外科手術	
胸腔鏡補助下肺葉切除術、入院（8 日間）	約 170 万円（51 万円）
放射線治療	
定位放射線治療、外来（4日間）	約 87 万円（26 万円）
通常分割胸部放射線治療、入院または外来（6週間）	50 ～ 117 万円（15 ～ 35 万円）
加速過分割胸部放射線治療、入院または外来（1 日 2 回、3週間）	33 ～ 117 万円（10 ～ 35 万円）
予防的全脳照射、入院または外来（2 週間）	約 27 万円（8 万円）
薬物療法（非小細胞肺がん）	
術前シスプラチン＋ペメトレキセド＋ニボルマブ（3 週間）	65 ～ 67 万円（19 ～ 20 万円）
術後テガフール・ウラシル単独（1 年間）	17 ～ 22 万円（5 ～ 6 万円）
術後シスプラチン＋ビノレルビン（3 週間）	2.4 ～ 3 万円（0.7 ～ 0.9 万円）
シスプラチン＋ペメトレキセド（3 週間）	18 ～ 20 万円（5 ～ 6 万円）
カルボプラチン＋パクリタキセル（3 週間）	2.7 ～ 2.9 万円（0.8 ～ 0.9 万円）
カルボプラチン＋ペメトレキセド＋ベバシズマブ（3 週間）	40 ～ 45 万円（12 ～ 13 万円）
ドセタキセル（3 週間）	2.5 万円（0.7 万円）
オシメルチニブ（4 週間）	52 万円（16 万円）
アレクチニブ（4 週間）	75 万円（23 万円）
ニボルマブ（2 週間）	31 万円（9 万円）
ペムブロリズマブ（3 週間）	21 万円（6 万円）
アテゾリズマブ（3 週間）	56 万円（17 万円）
薬物療法（小細胞肺がん）	
シスプラチン＋エトポシド（3 ～ 4 週間）	2.5 ～ 2.7 万円（0.8 万円）
アムルビシン（3 週間）	4 ～ 5 万円（1.3 ～ 1.4 万円）

身長 155 ～ 170㎝、体重 50 ～ 60㎏の人の用量

ジェネリック医薬品を使用した場合、医療機関によって治療費が変わることがあります。

（　）内は 3 割負担の目安金額

※病院での 1 か月の窓口負担額が自己負担限度額を超えた場合には、高額療養費制度（88 ページ）が利用できる。

2

手術が必要と言われたら

非小細胞肺がんの病期Ⅰ期、Ⅱ期に行う外科療法は病巣がある肺葉とリンパ節を切除する標準根治手術と、初期のがんに行う部分切除、区域切除の縮小手術です。

外科療法の種類と方法

◎標準根治手術（肺葉切除術）

標準根治手術はおもに非小細胞肺がんの病期Ⅰ期、Ⅱ期の場合に行われます。肺がんの根治を目ざし、がんが発生した肺葉と周辺のリンパ節を切除します。手術時間は約2～2・5時間、出血量は多くが100mL以下で輸血の必要がなく、また、胃や腸などの消化器を手術するわけではないので翌日から食事を摂《と》ることができ、手術による体力のダメージが比較的少ない治療です。

手術による死亡や重症の合併症（感染症、出血）などのリスクも0・5％と低く、国立がん研究センターの最近のデータでは手術による死亡例は500～1000例につき1例でした。リスクは年齢や持病などの身体的条件により異なります。

なお、肺はひとつのかたまりではなく、右肺は上葉、中葉、下葉の3つに、左肺は上葉、下葉のふたつに分かれています。このように分かれているために、一部が失われても、ほかの肺が機能して生命を維持することができる仕組みになっています。肺葉の切除は、がんができているところの肺葉を切除する方法です。このときに周囲のリンパ節も切除します。

〔外科療法の選択〕

肺葉切除術が標準治療として勧められ、早期またはがんが小さい場合、呼吸機能や年齢から肺葉切除ができない場合に縮小手術、または放射線療法が勧められる。

◎一側肺全摘除術

太い血管や気管支にがんが浸潤《しんじゅん》して（広がって）いたりする場合に、病巣がある側の肺を全摘する手術を行うことがあります。これを一側肺全摘除術といいます。ただし、この手術が行えるのは、心肺機能がよい場合です。ヘビースモーカーだったり、75歳以上の高齢者であったり、心臓や肺に疾患がある場合には、手術後の生活に支障をきたすので、この手術はできません。

●標準根治手術の肺葉の切除部位

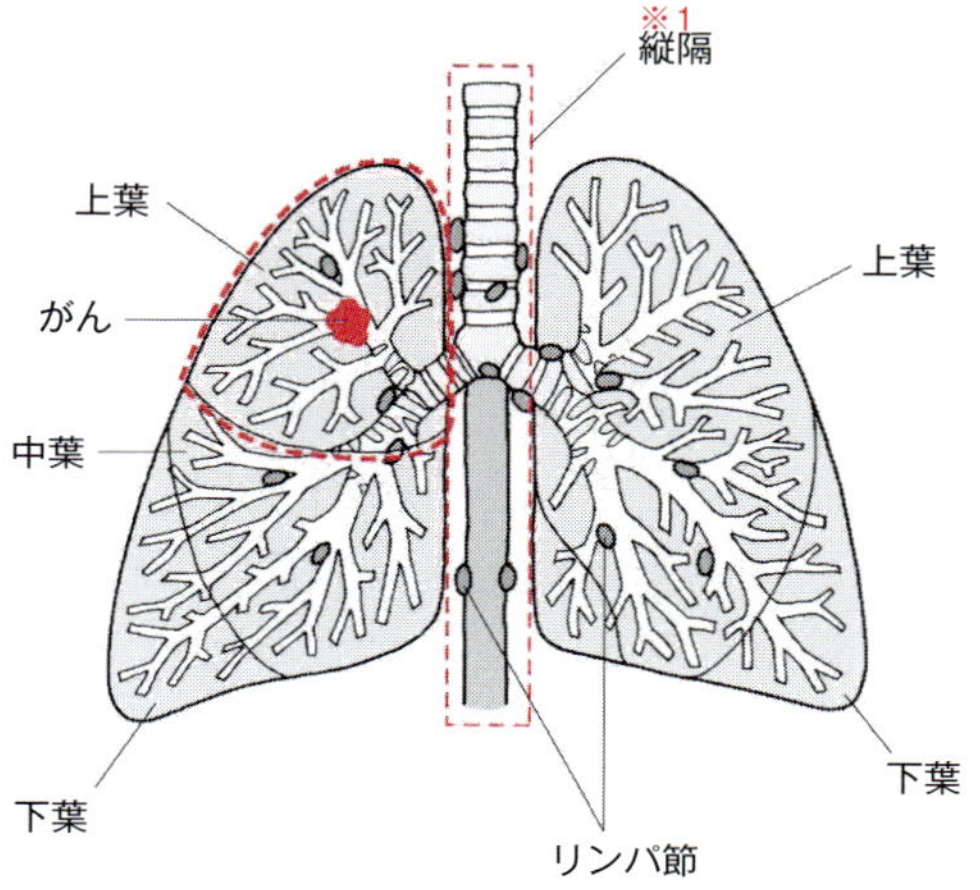

●後側方開胸法で開胸する部位

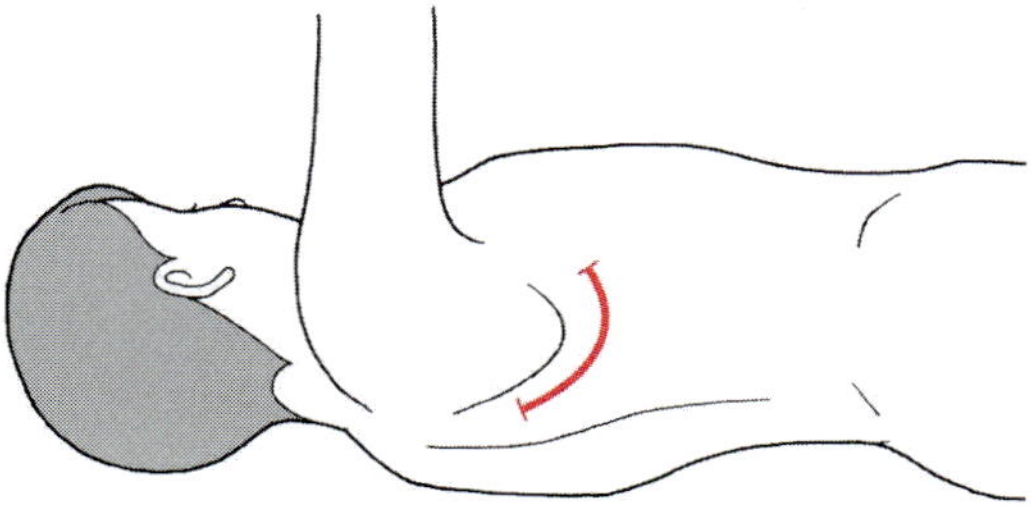

肋骨に沿って7～8cm程度の切開を行う。

※1〔縦隔《じゅうかく》〕
胸部を左右に分ける部分を縦隔といい、具体的な臓器ではなく、大動脈、大静脈、食道、胸腺《きょうせん》、脊《せき》椎《つい》などを含めた場所。

3 切除術の標準的な日程（クリニカルパス）

術前の検査から術後のようすまでの根治手術の実際の経過をまとめておきます。実際には手術説明とともに、詳しいクリニカルパスが担当医より示されます。

クリニカルパス[※1]に沿った手術前後の流れ

〈術前検査〉

◎一般的な検査

肺の検査　胸部X線検査　胸部CT　気管支鏡

血液検査　静脈血／血算、生化学、凝固系、感染症の有無、腫瘍《しゅよう》マーカーなど

動脈血／血中酸素飽和度測定

尿検査　尿中の糖、たんぱく、ビリルビン、ケトン体、潜血などの検査

生理学的検査　心電図、呼吸機能

がん転移検査　脳CT、脳MRI、腹部CT、腹部エコー、骨《こつ》シンチグラフィ、PET《ペット》スキャン

検査でほかの臓器に異常が出たときには再検査

一般的な検査で異常が見つかった場合、再検査を行うことがあります（以下例）。

心電図に異常─心エコー、負荷心電図、心筋シンチグラフィ、心臓カテーテル

呼吸機能の衰え（手術に耐えられるか）─換気・血流シンチグラフィ、胸部CTによる残存肺呼吸機能評価

※1（クリニカルパス）

病気や治療法ごとに、入院中に行われる検査、手術、処置、食事や安静度など、患者さんの療養に関する予定を記載した計画表のこと。クリティカルパスとも呼ばれる。

事前に持病のコントロールを行う

高血圧症、糖尿病などは検査をすると同時に、食事や薬剤で体調をコントロールします。血栓《けっせん》予防薬を服用している場合は、薬に関して説明を受け、入院１週間前には服用を中止します。

〈入院準備〉

禁煙　手術前４週間以前から禁煙します。

喫煙していると術後に痰《たん》が多く、痰が気管支に詰まったり、感染症の原因になったりして肺炎などの合併症が増えるためです。

歯のチェック　全身麻酔のときに気管チューブを挿入するので、差し歯や継ぎ歯、抜けそうな歯などを歯科でチェックします。

体力維持　今までどおりの生活を送り、体力を維持します。安静を考えて、外出を控えたり、栄養価たっぷりの食事にこだわったりする必要はありません。

〈入院〉

術前の説明　手術のプロセスや手術内容の説明、麻酔の説明などが担当医から行われますので、心配なことはこのときに解決しておきましょう。手術前日はよく眠れるように睡眠導入薬を処方されることもあります。

〈手術当日〉

手術着に着替える　下着を脱ぎ、手術着に着替え、手術用キャップをかぶります。

手術室へ　ストレッチャーに乗って手術室へ向かいます。

◎**麻酔**

硬膜外麻酔※2　手術後の痛みを抑えるため、横向きになった患者さんの背中の硬膜外《がい》腔《くう》に硬膜外麻酔のチューブを挿入します。手術後数日間は持続的に麻酔薬を流します。

全身麻酔　酸素吸入器が口に当てられ、ゆっくり呼吸をして数を数えているうちに、コトンと眠りに入ります。

　その後、口に気管チューブを挿入。これを通して酸素が送られます。肺の手術では分離肺換気と呼ばれる換気法が一般に行われます。これは特別な挿管チューブを使用して左右の肺を別々に換気する方法で、手術するときに切除側の換気を止め、片側換気を行います。

◎**手術**

①**開胸**

　後側方開胸法といって、背中側を肋骨《ろっこつ》に沿って7～8㎝切開します。筋肉は極力温存し、肋骨も極力切断せずに開胸するものです。最近では、後側方の開胸に胸腔《きょうくう》鏡《きょう》を併用した胸腔鏡補助下手術（58ページ）が行われることが増えています。

※2〈硬膜外麻酔〉
局所麻酔のひとつで、脊髄《せきずい》を覆う硬膜と靭帯《じんたい》のすき間（硬膜外腔）に麻酔薬を注入する方法。

〈分離肺換気麻酔〉
全身麻酔後、換気のために左右の肺の気管に管を挿入する挿管を行うのではなく、手術する側の肺にのみ挿管して換気する人工呼吸の管理方法。麻酔法のからだに及ぼす影響を軽くするために試みられている方法だが、一方の肺にだけ負担がかかることもある。

②開胸診断

肺がんの原発巣の部位を確認、浸潤《しんじゅん》をチェック、がんの胸膜《きょうまく》播種《はしゅ》や悪性胸水の有無、リンパ節転移の有無を調べ、切除が可能かどうかを調べます。

③肺葉切除

肺動脈、肺静脈、気管支を切離して、肺葉を切除します。

④リンパ節郭清《かくせい》

病巣近くのリンパ節を摘出します。

⑤閉胸

止血を確かめ、血流や、肺から漏れる空気を排出するチューブ（胸腔《きょうくう》ドレーン）を1本留置して、手術創を閉じます。

●手術までの標準的な流れ

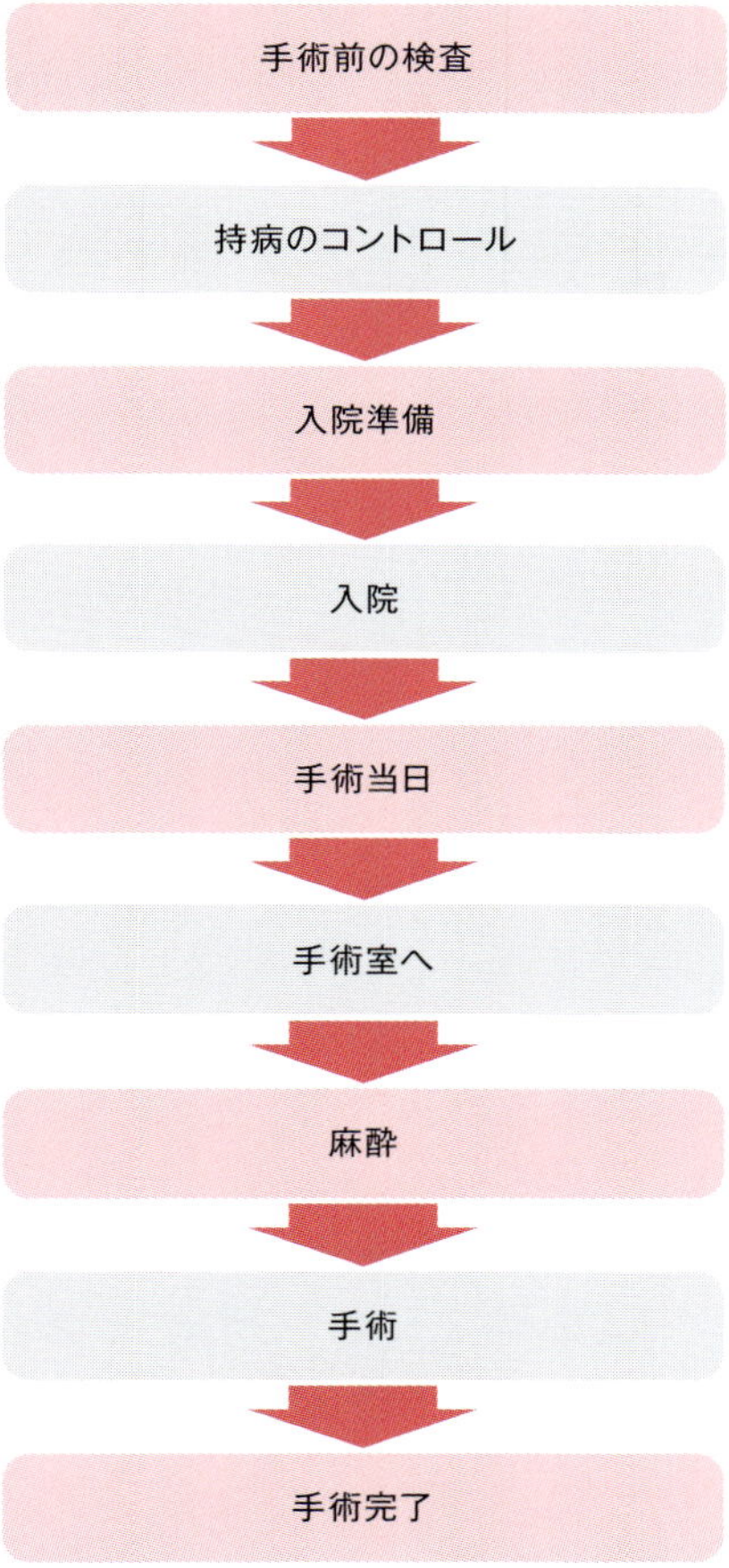

〈手術直後〉

医師の呼びかけ　医師に名前を呼ばれたら返事をします。意識がもうろうとしているときは、「手を握るように」「深呼吸をするように」と声をかけられることもあります。

気管チューブを除いてもらう　痰や唾液《だえき》は飲み込まないで出します。からだには、血液やリンパ液を排出するドレーンや、尿をためる袋につながるバルーンという管、点滴などがついています。背中には硬膜外麻酔のチューブが装着されています。

手術の痛み　術後も2日間くらいは硬膜外麻酔をしているので、あまり強い痛みは感じません。それでも痛みを感じるときは遠慮しないで、医療スタッフに話し、鎮痛薬を処方してもらいましょう。

また、深呼吸するときに、気管がムズムズして咳《せき》込みたくなったり、咳をすると、傷口に響いたりすることがあります。

切除が不能の場合

開胸をしても、肺葉の切除をしないで閉胸することがあります。これは手術を行おうとした患者さんの1％程度にみられます。

切除不能の理由は、開胸してから肺がんが予想以上に進行していたり、切除が技術的に難しいと判断されるためです。たとえば、手術前のCT検査などでは写りにくい胸膜播種（胸膜にがんが細かく広がっている状態）が存在する場合などが考えられます。散らばったがん細胞を手術で取り除くことは極めて困難です。

また、がんがほかの臓器に浸潤していた場合も、肺がんが切除可能かどうかは開胸して確認するまではわかりません。

開胸して切除ができないと判断されたとき、患者さんは病巣だけでも手術で切除できないかと疑問に思うかもしれません。しかし、切除が不能な場合には、切除をしなくても予後は変わらない、むしろ切除によって肺機能が低下したり、術後の生活に悪影響が出る可能性が高いため、切除せずに傷口を閉じるのです。

気管支形成術と拡大手術

手術による開胸法と胸腔鏡《きょうくうきょう》手術以外にも、あまり行われない手術なのですが、気管支形成術と拡大手術という手術法があります。

■気管支形成術

気管支形成術は、気管支の中枢部にがんが浸潤《しんじゅん》している（広がっている）場合に行われます。肺葉といっしょに気管支もリング状に切除し、残った気管支どうしを再びつなぎ合わせる方法です。

この手術法がないころは、がんにおかされた肺を全摘していたのですが、この手術法により、がんをきれいに取り除くことができ、かつ肺機能も維持できるようになりました。

■拡大手術

拡大手術は、肺や気管支だけでなく、肺の周辺組織にまでがんが浸潤している場合に、浸潤している肺以外の臓器もいっしょに切除します。

ただ、切除する範囲が広いので、手術によるリスクも高くなります。

●気管支形成術

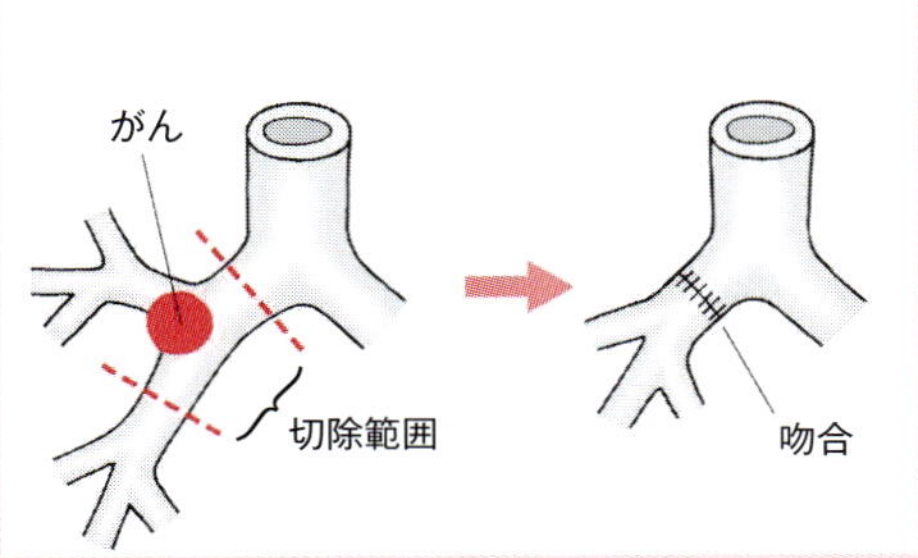

4 切除部分をなるべく減らす縮小手術

非小細胞肺がんで、がんの大きさが2㎝以下の早期のがんには、標準治療ではありませんが、肺を温存して一部分を切除する縮小手術が行われることがあります。

区域切除とくさび状切除（部分切除）

肺を温存して、切除する部分をできるだけ狭い範囲にする方法で行われるのが縮小手術です。非小細胞肺がんの病期IA期で、がんの最大径が2㎝以下という、ごく早期のがんを対象としていますが、2㎝を超えていても肺機能の悪い人や高齢者、あるいは持病がある人などにも行われることがあります。

腫瘍が3㎝を超える場合は、肺葉切除で病巣を取り切ることが大切ですが、がんが2㎝以下と小さい場合や、すりガラス陰影[※1]と呼ばれる早期肺がんでは、肺機能を温存しやすく、手術による負担の少ない縮小手術が主体となってきています。また、すりガラス陰影を呈する肺がんは二次がんを発症するリスクが10％程度あり、できるだけ治療範囲の狭い縮小手術を選択します。

縮小手術には、がんの病巣がある肺葉のさらに狭い区域を切除する区域切除と、病巣のみをくさび形に切除するくさび状切除（部分切除）があります。区域切除は、がんが2㎝以下で、リンパ節などに転移がないことが最低条件です。くさび状切除は、がんが2㎝以下で、胸部CT検査で見たときのすりガラス陰影が腫瘍全体の75％以上あり、がんの病巣が肺の外側3分の1以内にあることが手術の条件とされます。

※1（すりガラス陰影）
胸部CT検査をしたときに、すりガラス状の淡い陰影が見えることがある。これは肺の炎症または浸潤性《しんじゅんせい》の低い前がん症状とみられる。影が1・5㎝以下の場合はようすを観察し、半年ごとに検査し、影が濃くなったり大きくなったりしたときは、手術による摘出も考慮する必要がある。

縮小手術は肺機能を温存しやすいというメリットがある一方で、局所再発のリスクもあります。手術の難易度が高い区域切除では、時には迅速病理診断を併用するなど、慎重に手術を進めます。

●縮小手術

区域切除

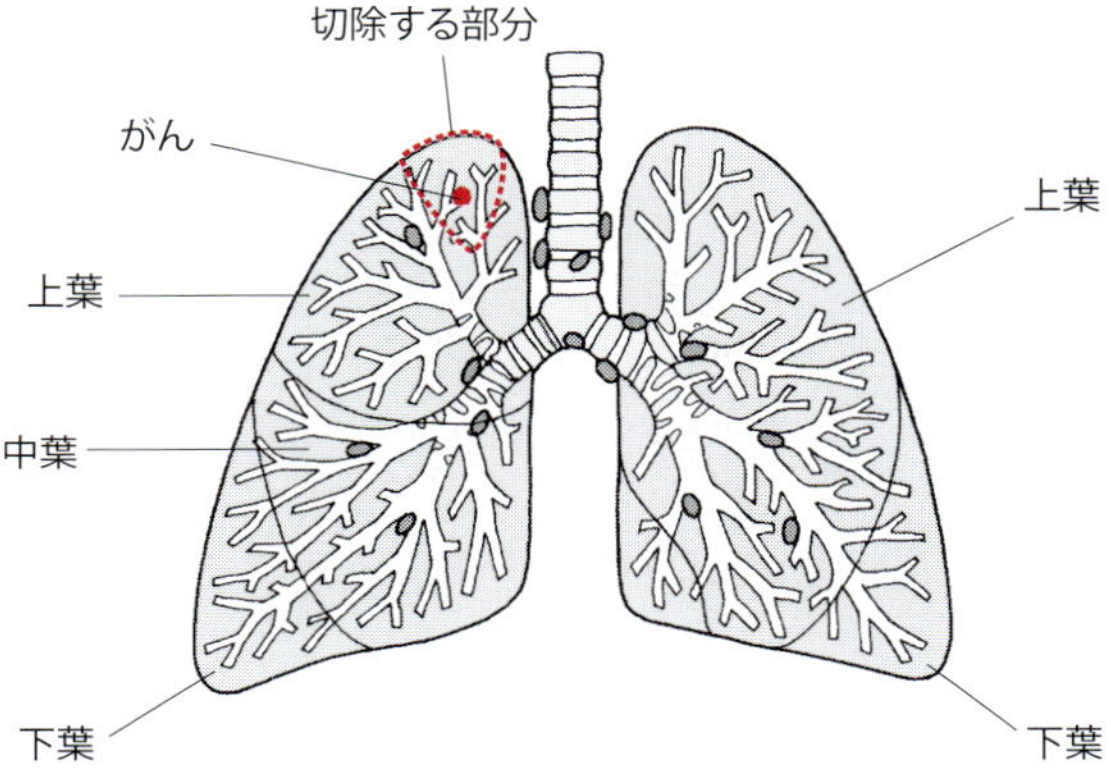

くさび状切除

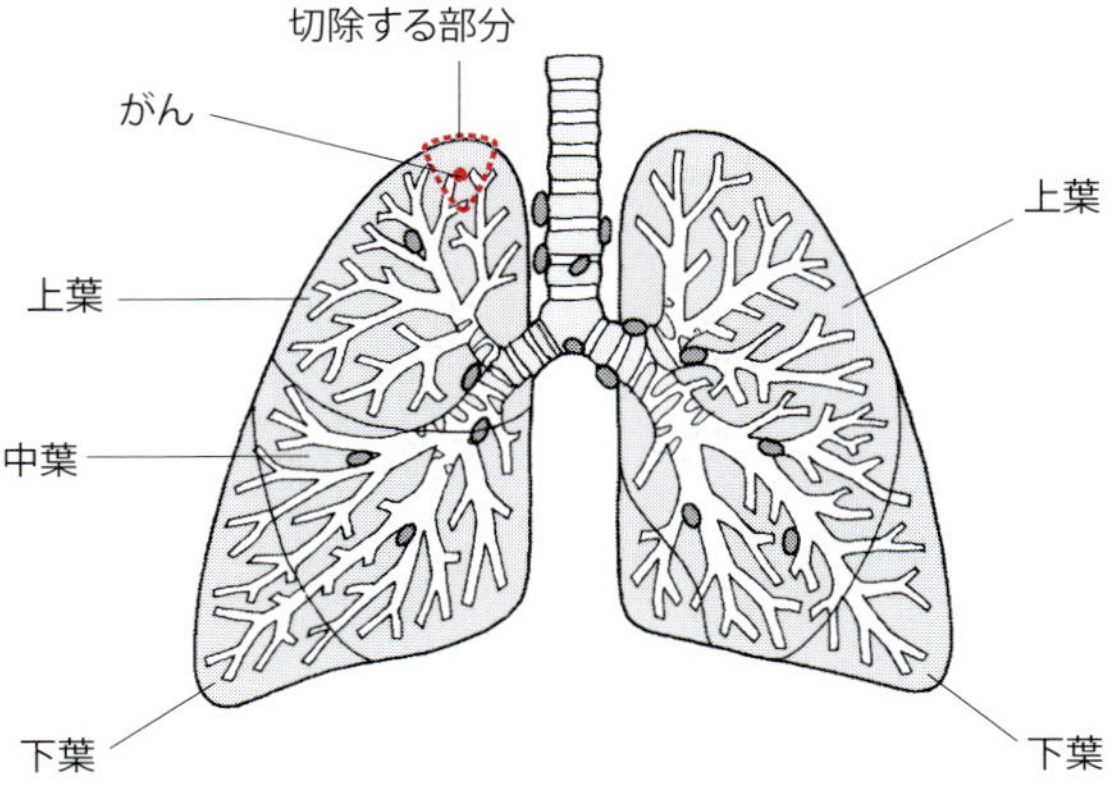

5 胸腔鏡手術のメリット、デメリット

外科手術には胸を切開して肺を手術する開胸手術のほかに、内視鏡のひとつである胸腔鏡を使った胸腔鏡手術があります。

からだへの負担が軽い胸腔鏡手術だがメリットは少ない

胸腔鏡《きょうくうきょう》手術は、胸の3～4か所に約2㎝の穴をあけて、そこから胸腔鏡と手術器具を挿入し、モニターに映る映像を見ながら、がんの病巣を手術するものです。

国立がん研究センターでは、幅3～6㎝程度の小さな開胸を行い、胸腔鏡も補助的に使用しながら、重要な部分は医師が目で確認しながら手術を行います※1（胸腔鏡補助下手術）。2㎝ほどの穴だけで行う方法に比べ、病巣が目でも見やすく、手術の質や安全性も向上します。また、術後の疼痛《とうつう》に大きな差はありません。

一般に、胸腔鏡だけに頼った手術（完全鏡視下手術）は、切開する部分が小さくすみ、からだへのダメージが少ないため、高齢者にも負担が軽いといわれます。しかし、肺の周りには肺動脈などの太くてもろい血管があり、完全鏡視下手術では危険がともないます。また、リンパ節郭清《かくせい》が不十分になり、再発・転移の可能性があるといった問題点もあります。モニターを見ながら手術器具を操作するので、高度な熟練した技術が必要とされ、手術中の出血対応も困難です。肺がん手術における完全鏡視下手術は、見た目以外でのメリットはあまりないと思われます。

胸腔鏡手術の対象となるのは、比較的早期のがんが中心です。胸膜炎など肺の病

※1（胸腔鏡補助下手術）
後側方開胸法に胸腔鏡を併用して、胸腔鏡のモニターでも確認しながら、8㎝以下の小開胸部から直視もしつつ肺葉を切除する手術法。開胸創が小さいため、標準根治手術よりからだへの負担が軽減される利点がある。ハイブリッドVATS《バッツ》ともいう。

気のために肺に癒着がある人は、肺に内視鏡を入れることができないのでこの手術はできません。胸腔鏡手術のひとつに、術者がロボットをコントロールしながら行うロボット支援手術があります。この手術では、3Dカメラを使って10倍に拡大した術野を立体的に見ることができ、多くの肺がんで保険適応となりますが、行うことができない患者さんもいます。現時点ではガイドライン上でも、推奨までには至っていません。

●完全鏡視下手術

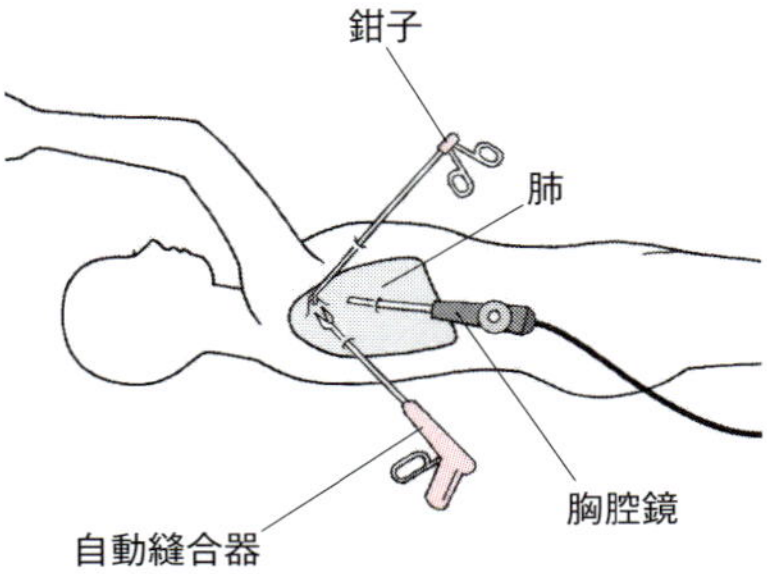

約2cmの穴を3～4か所あけて手術を行う。

●胸腔鏡補助下手術の開胸部位

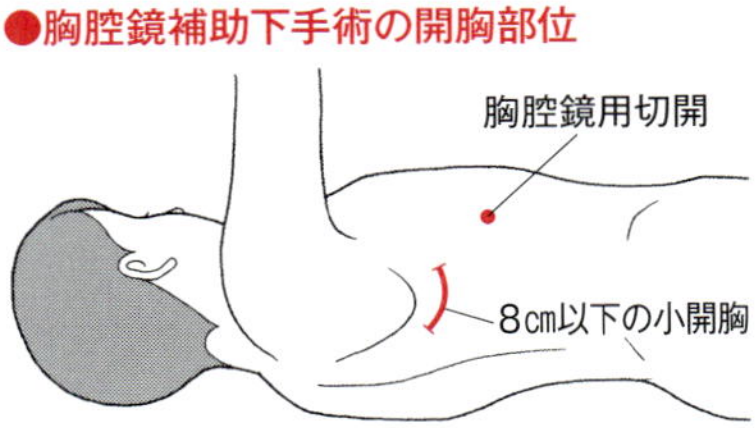

早期の肺門型がんにレーザー照射治療

早期の肺門部のがんの新しい治療法としてレーザー照射があります。PDT（光線力学的療法）はレーザー照射治療のひとつで、光に反応する光感受性物質を注射し、この物質ががん細胞のところに集まるのを利用し、この部分にレーザーを照射してがんを死滅させる方法です。

早期の肺門部がんで、がんの大きさが1cm以内、がんの深さが気管支粘膜から3mm以内のものに有効です。この手術法は、開胸手術をするわけではなく、肺を切除するわけでもないので、からだへの負担は軽い治療法です。

ただし、光感受性物質を注射しているため、手術後、日焼けしやすいので、2～3週間、直射日光を避け、薄暗い部屋で生活することになります。

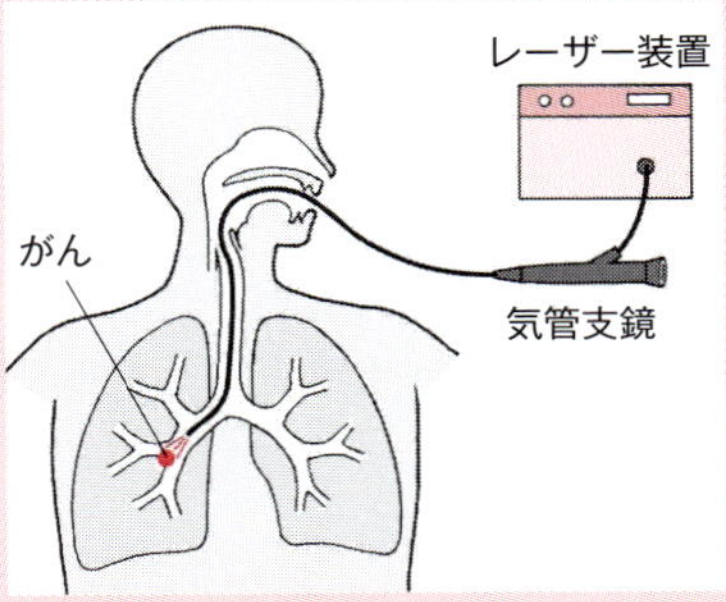

気管支鏡を入れ、がんにレーザーを照射する。

6 手術後の経過と退院まで

手術によって肺の容量などが変化するので、腹式呼吸を心がけ、術後は呼吸機能のアップを図ります。

呼吸機能アップの練習

肺葉を切除する手術が行われると、肺の容量が減ったり、呼吸がしにくくなったりすることがあります。

また、強い咳《せき》をすると切開した傷口が痛むこともあります。背中の傷は押さえにくいので、最初のうちは胸を軽く押さえるようにして咳をすると楽になります。これも、日々改善されていきます。

肺の容量が減るために息切れや動悸《どうき》がし、呼吸がしにくいことがありますが、これは歩行練習をするうちに気にならなくなります。

傷口の痛み、突っ張り

傷口は背中に6～7㎝ほどのものと、手術

●手術後の経過

術後1日目（午前）	ベッド内で半身を起こし、ベッドサイドで起立する訓練を行う。
術後1日目（午後）	部屋の中や廊下を歩く訓練を行う。
術後2日目	ドレーンやバルーンを抜き、廊下を歩くことができる。
術後3日目	病院内を自由に歩くことができる。シャワーを浴びることができる。
術後4日目	退院

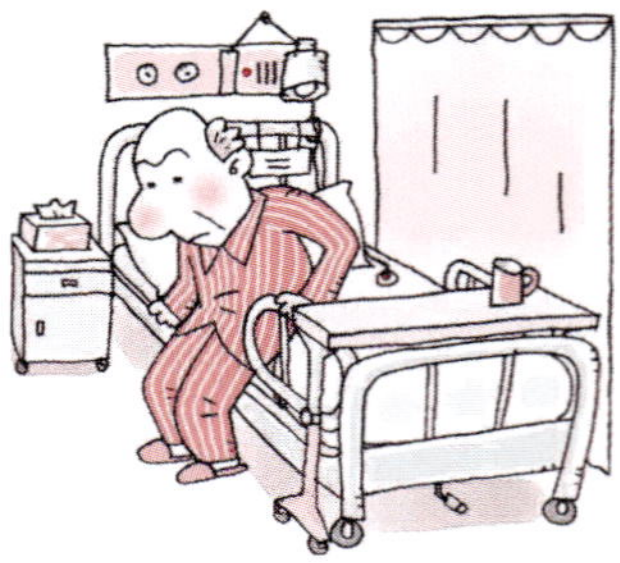

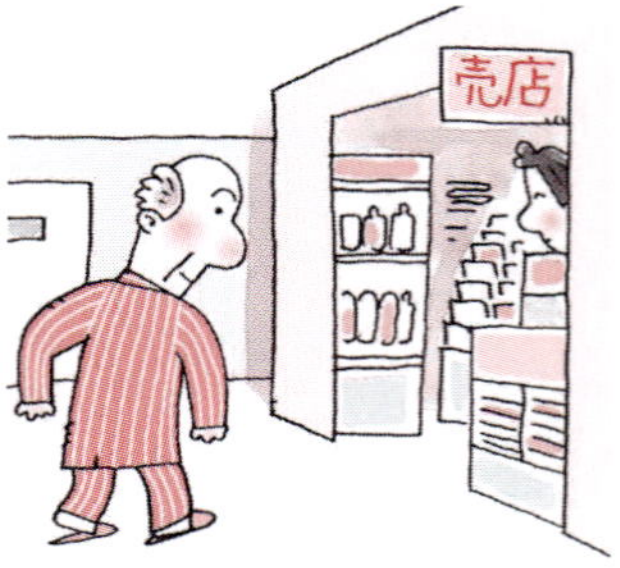

後、胸腔《きょうくう》内の空気や血液を排出させるためのドレーンを抜いた後の1～2㎝の小さな傷があり、これらの傷口がしばらく痛んだりすることがあります。

　肺の細胞には再生能力がないので、肺の一部を切除すると、切除した部分がぽっかりあいたような状態になります。しかし、やがて残った肺が膨張したり、横隔膜が上がってきたりして、その空間を埋めるので、肺を切除したほうの肩が落ちるようなことはありません。

手術による合併症

　肺がんの手術後、1日目ごろから2週間目にかけて合併症が生じることがあります。多くは高齢の喫煙者にみられます。

　おもな症状は、痰《たん》がたまって細菌感染を起こす肺炎、肺から空気が漏れる肺瘻《はいろう》、気管支の切り口が開いてしまうために起こる膿胸《のうきょう》、痰の排出や呼吸がうまくできない無気肺などがあります。

　さらに狭心症、不整脈、※1肺血栓塞栓症《はいけっせんそくせんしょう》などが起こることもあります。

　合併症のなかには重篤なものもありますが、それらの多くは手術後数日以内に発症するもので、この時期は入院中にあたることが多いため、すぐに治療を受けることができます。

　痰による細菌感染を防ぐためには、痰が出やすいように座った姿勢をとったり、努めて歩行し、なるべく痰をしっかり吐き出すようにしましょう。また、体調がおかしいと思ったときは、すぐに医療スタッフに告げましょう。

※1〔肺血栓塞栓症〕
足の静脈にできた血栓が血流に乗って肺動脈で詰まった状態をさす。俗にエコノミー症候群とも呼ばれ、突然死することもある。

7

放射線療法を勧められたら

放射線療法には、がんを死滅させてがんの根治を目ざす根治的療法と、がんによる症状を改善する緩和的治療、症状や脳転移を防ぐ予防的治療の3つの目的があります。

放射線療法の目的、その長所と短所

放射線療法は、放射線を病巣に照射して、がん細胞の遺伝子を壊し、分裂、増殖を止めることにより、がんを縮小させ死滅に追い込む治療法です。

①がんの完治を目ざす根治的療法

②がんの痛みや気道、食道、血管などの圧迫による症状を取り除く緩和的治療

③病巣の増大により起こりうる症状や脳転移による再発を減らす予防的治療

の3つの目的があります。最近では、放射線療法に抗がん剤と免疫チェックポイント阻害薬を組み合わせることが標準治療となりつつあります。

放射線療法のメリットは、ほかの治療法に比べ、からだへの負担が少ない点です。根治を目ざす治療でありながら、放射線療法の影響は治療部位に限られるため、副作用の負担も限られます。手術や薬物療法が体力的に困難な場合も選択可能です。

デメリットは、安全に利用できる放射線の量や範囲に限りがあること、効果が現れてくるには時間がかかること、影響には治療中に現れてくるものと、後から現れてくるものがあることです。

放射線照射は正常な細胞にも損傷を与えますが、正常な細胞はがん細胞に比べて

〔放射線療法の対象〕
放射線療法が標準治療となっているのは、小細胞肺がんの限局型で抗がん剤を併用するケース、非小細胞肺がんのⅠ期～Ⅲ期で手術ができないケース。そのほかがんによる痛みや呼吸困難感、出血といった苦痛をともなう症状がある場合。

修復力があります。それに対して、遺伝子に異常が存在し、分裂、増殖を繰り返してきたがん細胞の修復力は正常な細胞よりも低いため、放射線照射によってがん細胞は増殖ができなくなり、死滅します。がん細胞のなかでも、とくに分裂がさかんな細胞、未分化な細胞、早く大きくなる細胞ほど治療効果が高いとされます。ただ、修復力が強いがん細胞は放射線療法に対する耐性をもっているといわれています。

治療対象になるのは、根治的治療の場合は手術のできない非小細胞肺がんの病期Ⅰ期からⅢ期、小細胞肺がんの場合は、片方の肺とその近くのリンパ節内にがんがとどまっている限局型です。Ⅰ期非小細胞肺がんでは定位放射線治療による根治的治療が行われます。その他の場合、化学療法（抗がん剤）と併用して、根治的治療が行われるのが原則です。

放射線療法の実際

治療に使用される放射線は、波の形でエネルギーを伝えるＸ線（電磁波）で、高エネルギーのものを使用します。

放射線療法は、放射線を外部から照射する「外部照射」が基本です。胸部Ｘ線写真や胸部ＣＴ画像をもとに、がんの部位を確認し、正常な細胞がなるべく照射されないように、また副作用が最小限になるように放射線照射の範囲と量を決め、患者さんのからだに数か所マークをつけて、適切な方向からＸ線を照射していきます。

放射線療法では副作用を少なく、効果は高くするために、通常は何回かに分けて少しずつ照射していきます。これを分割照射といいます。放射線量は放射線をかけ

〔放射線量Gy（グレイ）とは〕
放射線量を表す「グレイ」は、物質に吸収された放射線エネルギーの単位。リニアックを用いて体外から放射線を照射する治療では、1回に2グレイ程度を照射する。多方面から三次元的にビームを照射してピンポイントで治療する定位放射線治療では、1日1回で10～15グレイを4日間連続して照射する（計40～60グレイ）。民間保険会社の手術給付金では放射線治療も対象になるが、照射量合計50グレイ以上を対象としていることが多い。給付支給を希望する人は担当医と相談してみるとよい。

る目的や治療法によって異なり、1回にかける放射線の量（単位はGy〈グレイ〉）や、1日の照射回数、照射期間を決め、この治療スケジュールのもとに照射していきます。

新しい放射線療法

◎定位放射線治療[※1]

定位放射線治療とは、多方向より病巣に的を絞って照射する方法で、なるべく正確に照射するためにからだを固定し、呼吸による腫瘍の動きが大きい場合には、呼吸に合わせて治療します。照射する範囲の誤差は5㎜以内です。特徴として、①リンパ節に転移がなく、大きさが5㎝以下の小さながんの治療ができ、②正常細胞に対する放射線量を抑えることができ、③副作用が少なく、大量の放射線を照射でき、3〜10回の短い回数で終了する強力な治療方法です。手術と肩を並べる効果が報告されています。

この治療は1回10〜15分となります。肺線維症など肺に慢性の炎症がある場合には、この治療法は適しません。

◎粒子線治療

従来の放射線療法で利用されているX線ではなく、陽子線や、炭素イオン線を使用する重粒子線治療も世界中で行われるようになりました。これはサイクロトロンやシンクロトロンという装置で発生する陽子線や炭素イオン線を、からだの外から照射するものです。この粒子線は、ごく細かい粒子が束になってエネルギーを伝え

※1〔定位放射線治療〕
がんに向かって多方向から放射線が病巣に集中して当てられる。がんの周囲の正常な細胞への放射線の照射量は少ない。

〔陽子線治療を行う施設〕
医用原子力技術研究振興財団のホームページ「情報提供」（https://www.antm.or.jp/information/clinic/）を参照。

〔重粒子線治療を行う施設〕
群馬大学医学部附属病院重粒子線医学研究センター（群馬県前橋市）
量子科学技術研究開発機構ＱＳＴ病院（千葉市稲毛区）
神奈川県立がんセンター重粒子線治療施設（横浜市旭区）
大阪重粒子線センター（大阪市中央区）
兵庫県立粒子線医療センター（兵庫県たつの市）
九州国際重粒子線がん治療センター（佐賀県鳥栖市）

るもので、体内に入り、一定の深さに届いてから放射線を急激に減らすことができます。そのため、病巣の先にある重要な組織に当たる放射線を非常に少なくでき、副作用を軽減できるというメリットがあります。

粒子線治療は２０２４年６月より保険適用となりました。ただし、局所治療なので、全身にがんが転移している場合や広範囲にリンパ節転移が認められる患者さんには適しません。

◎その他の放射線治療

最近、放射線治療装置とＭＲＩ（磁気共鳴装置画像）を組み合わせた治療装置が現れ、放射線照射中の腫瘍などの動きをＭＲＩの連続画像として見られるようになり、正常組織を避けて、より確実に腫瘍に絞り込んだ放射線治療が可能となっています。

照射する部分の形状に合わせて放射線の強さに強弱をつけられる強度変調放射線治療（ＩＭＲＴ）は、複雑な形の腫瘍でも集中して照射することができます。近年はさまざまな特徴をもった照射方法があるため、病変の部位や広がりによって、よりよい方法を選択します。

なお小細胞肺がんの場合、脳に転移する再発パターンが多いので、予防的に全脳照射が行われることがあります（予防的全脳照射、98ページ）。

8 放射線療法の副作用

放射線療法では放射線が照射された部位に炎症が起きて、いろいろな副作用を生じることがあります。

副作用は正常細胞の損傷

放射線を照射するときは、できるだけ副作用を軽減するため、患者さんの病巣や治療法、身体条件に合わせて放射線量を決めます。それでも、正常細胞に放射線が照射されて、治療途中や治療後に、副作用が生じることがあります。

◎皮膚炎

皮膚や粘膜は細胞分裂がさかんなところなので、放射線の影響を受けやすいため、炎症を起こします。治療が始まって2週間くらいすると、皮膚が日焼けしたように赤くなり、やがて黒ずんで皮膚が入れ替わり、もとに戻っていきます。

炎症が強くなったり、擦《こす》るなどの刺激を与えたりすると、ただれや潰瘍《かいよう》ができることもあります。皮膚炎を起こした部分はなるべく刺激を与えないことが大事です。

保湿剤の塗布で症状を和らげますが、症状がひどいときにはステロイド軟膏《なんこう》やかゆみ止めを用います。ただし、薬を使用するときには、薬を塗ったガーゼで擦ったり、患部を刺激したりしないよう注意しましょう。

◎食道炎

肺がん治療をするときには、食道に隣接するリンパ節に放射線が照射されること

●放射線療法の副作用と時期

早期障害：治療中・治療終了直後
皮膚炎、食道炎、肺臓炎、貧血、感染しやすい、出血しやすいなど
晩期障害：治療終了後、半年から数年後
肺線維症、脊髄炎など

があり、食道の粘膜に炎症が起こりやすくなります。治療を開始して2週間くらいから治療終了後2週間くらいの期間は注意が必要です。症状としては、胸焼け、食べ物がのどにつかえる、食道がチクチク痛むなどがあげられ、ひどい場合には、水を飲むだけでものどや食道が痛みます。

治療が終了すると症状は徐々に改善しますが、それまではよくかんでゆっくり飲み込み、かたかったり大きかったりして飲み込みにくい食べ物、刺激が強い食べ物は避けましょう。つらいときは粘膜保護剤や痛み止めを処方してもらいます。

◎肺臓炎

放射線が照射されると肺に炎症が起こりますが、治療範囲が広いと咳《せき》や熱、息切れなどの症状が起こり、これが肺臓炎と呼ばれます。重症になることもあり、高熱やひどい息切れは注意が必要ですので、医師の指示を受けましょう。放射線療法の終了後数か月からみられ、命にかかわることがあります。肺臓炎にはステロイド剤が有効なことがあります。

◎脊髄炎

放射線治療が終わって起こり、正常細胞が耐えられる50Gy（グレイ）を超える量の放射線が照射されると生じます。脊髄《せきずい》の炎症により、しびれや麻痺《まひ》などがみられます。ただし50Gyを超える線量が照射されることはほぼないため、通常この副作用は起きません。

9

化学療法（抗がん剤治療）について

化学療法は全身療法のひとつで、術後の再発予防や再発・進行肺がんの治療において大きな力を発揮します。

化学療法の特徴

薬物療法のうち、とくに抗がん剤を使ってがんの増殖を抑えたり、成長を遅らせたりする治療を化学療法（抗がん剤治療）といいます。手術が、がんのある部位、つまり肺に対する局所療法であるのに対して、化学療法は全身療法です。がんが肺にとどまっている場合には、局所療法である手術や放射線療法が治療の中心となりますが、肺からほかの臓器へ浸潤《しんじゅん》※1したり、遠隔転移しているような場合は、化学療法が効果的です。

抗がん剤（細胞障害性抗がん剤）は、従来用いられてきた、がん細胞を直接攻撃する薬です。治療効果を高めるために、作用の異なる複数の抗がん剤を組み合わせた併用療法も一般的に行われています。

抗がん剤は、がん細胞だけでなく、それ以外の正常な細胞に対しても作用します。そのため、治療効果を高めるために抗がん剤の量を増やすと、正常細胞への影響も大きくなり、副作用が強くなります。抗がん剤を投与する量やサイクル、スケジュールは、治療効果と副作用のバランスが最適になるように、臨床試験により検討されたうえで決められています。

※1〔浸潤〕
がんが発生した場所（肺）から周囲の組織や臓器に広がること。

薬物療法で使用する薬

肺がんの治療に使う薬としては、抗がん剤のほかに、分子標的薬（80ページ）と免疫チェックポイント阻害薬（84ページ）があります。分子標的薬は、がん細胞特有のたんぱく質に作用し、増殖を効率的に抑えることができる治療薬です。免疫チェックポイント阻害薬は、もともとがん細胞に備わっている、免疫細胞の攻撃を逃れる仕組みを解除して、免疫細胞ががん細胞を攻撃できるようにする治療薬です。

どの治療薬を使うかは、肺がんの種類（小細胞肺がん、非小細胞肺がん）、進行度、患者さんの年齢や健康状態に応じて選択します。

全身のどこかに隠れているかもしれないがんも視野に入れて、根治を目ざす局所療法に、再発予防を目的とした化学療法を組み合わせる治療も行われます。ただ、その場合も、肺がんは再発・転移しやすく、治りにくいがんであるため、再発・転移の予防や治療、進行や病状をうまく管理することがとても大切であり、それに対する効果的な手段が、全身療法である化学療法なのです。従来、小細胞肺がんは抗がん剤で縮小しやすいのに対して、非小細胞肺がんは抗がん剤の効果が現れにくいとされていました。しかし、分子標的薬や免疫チェックポイント阻害薬が登場して、非小細胞肺がんに対する薬物療法の選択肢が大きく広がりました。新薬の開発によって、薬物療法は大きな力を発揮する治療法となっています。

抗がん剤の副作用

一般的な抗がん剤は細胞分裂が活発な細胞にはたらくので、がん細胞以外の、たとえば、血液をつくり出す骨髄《こつずい》細胞、胃や腸の粘膜細胞、毛髪細胞などにも影響を与えます。これが、副作用の原因となります。

消化器に現れる副作用のなかには、自然におさまる軽い副作用もありますが、症状がつらいときには、対症療法を行い、つらさを軽減させてから治療を続けます。対症療法に用いる薬には、吐き気や嘔吐《おうと》には吐き気止め（制吐剤）、下痢には下痢止め（止痢剤）などがあります。

骨髄細胞への影響で白血球が減少する（骨髄抑制）[※2]と、感染症の危険性が高まります。抗がん剤治療中は、うがいや手洗い、マスクなどを徹底して、感染症を予防する必要があります。白血球減少の程度から感染症の危険性が高いと判断した場合は、G-CSF製剤という好中球（白血球の一種）を増加させる薬を用います。

プラチナ製剤のなかでも、シスプラチンという薬剤は、腎機能障害が起こりやすいことがわかっています。シスプラチンを服用する場合は、腎機能障害を防ぐために、点滴量を多くして尿量を増やします。点滴の代わりに、経口補液を使うこともあります。それでも重篤な副作用が出てしまった場合は、抗がん剤の投与量を減らしたり、別の薬剤を検討しなければなりません。

パクリタキセルという薬剤では、手足のしびれが起きることがあります。しびれに対する薬剤はないので、しびれの程度に応じて薬の量を減らしたり、場合によっ

※2〔骨髄抑制〕
血液をつくる骨髄が抗がん剤の影響を受け、白血球や赤血球、血小板の数が減少する。発熱、悪寒《おかん》、貧血、皮下出血などの症状が現れることもあるが、自覚症状がないことも多いので、定期的に血液検査でチェックすることが必要である。

●抗がん剤のおもな副作用と発現時期の目安

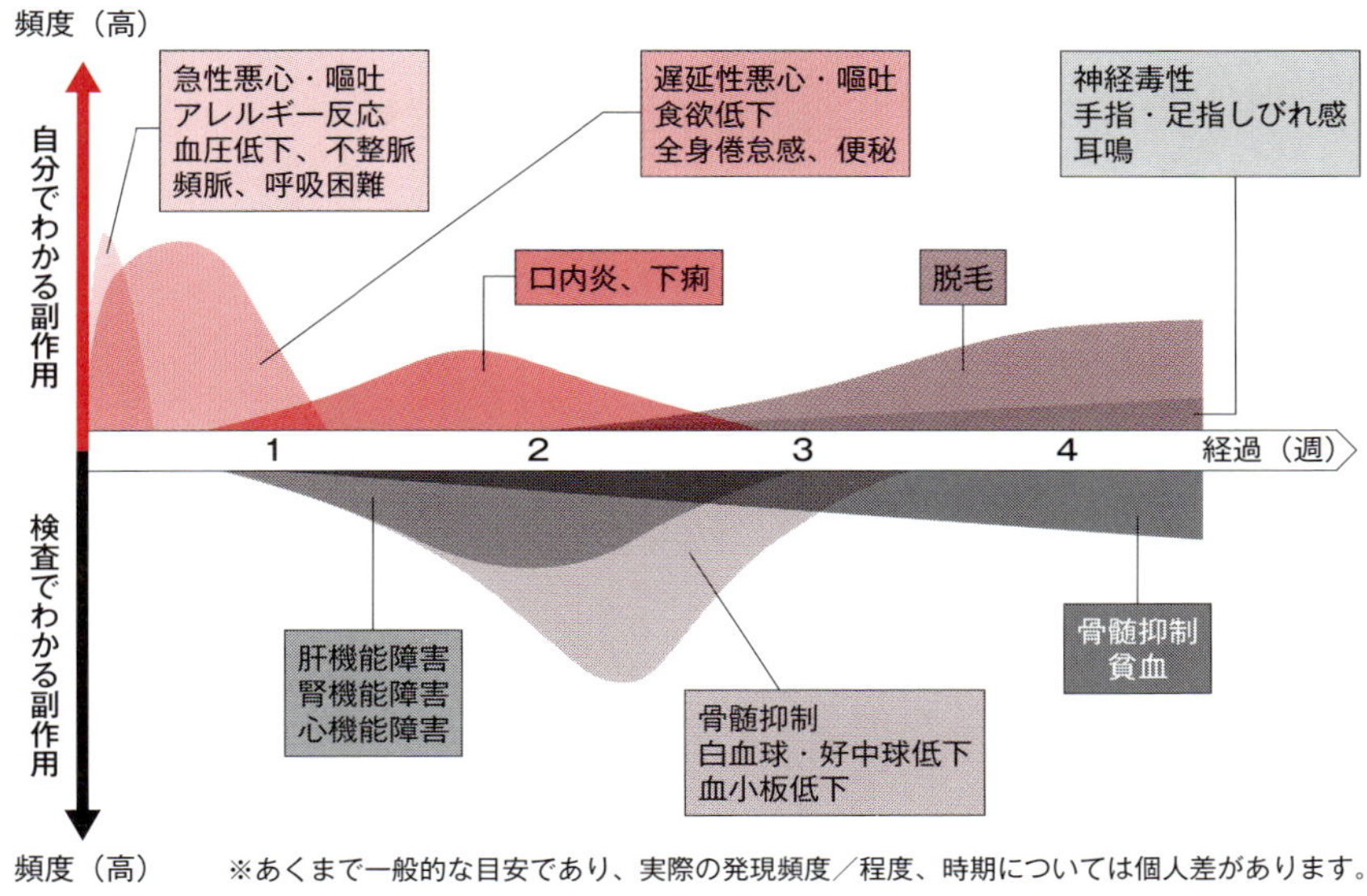

※あくまで一般的な目安であり、実際の発現頻度／程度、時期については個人差があります。

［出典］国立がん研究センター　がん情報サービス「化学療法全般について」

ては服用を中止します。

副作用が現れる時期や頻度や程度は、人によって差があります。化学療法を始めてすぐに現れる症状には、アレルギー反応や血圧低下、呼吸困難など、比較的重篤なことが多いため、注意が必要です。数週間経過すると、脱毛、手足のしびれなどの神経症状が現れることもあります。

副作用のなかには、治療後も後遺症的に残るものや、重篤になると命にかかわるものがあります※3ので、自分が受ける化学療法について注意すべきことを事前に確認しておきましょう。

※3〔化学療法で注意すること〕
副作用は抗がん剤の種類によって異なるため、自分が受ける化学療法について、いつどんな副作用が起こりやすいのか、起こったときはどうすればよいか、とくに注意すべき症状は何かなどを確認しておく。セルフチェック、セルフケアも症状の予防・改善に効果的（92ページ）。

10 治療の効果を上げる術前・術後の薬物療法

肺がんは、手術で対応可能な病期であったとしても再発・転移しやすい病気であるため、術前・術後に再発予防を目的とした化学療法を行うことがあります。

有効性が期待される術前の薬物療法

手術前後に行う薬物療法としては、術後に化学療法を行う術後薬物療法の有効性が報告されています。そのため従来は術後化学療法が一般的に行われてきました。

一方、手術前の薬物療法では、プラチナ製剤という種類の抗がん剤に免疫チェックポイント阻害薬（84ページ）を併用することで、再発までの期間が延長できると報告されています。その治療効果についてはまだ十分明らかになっていませんが、術前薬物療法により治癒の可能性が上がることが期待されています。

術前薬物療法を行う場合は、プラチナ製剤を含む抗がん剤と免疫チェックポイント阻害薬（ニボルマブ）を併用して、3週間ごとに最大3回投与してから手術を行います。また、一部の患者さんに対しては、術前に放射線治療と薬物療法を行うことを検討します。

再発予防のための術後薬物療法

非小細胞肺がんのI期、II期、IIIA期では、手術でがんを切除できれば根治を目ざすことが可能です。しかし、局所にとどまっているようにみえるがんが微小な転移をしていたり、手術でとりきれなかったがんがわずかに残っている可能性もあり、そうした小さながんを現在の検査技術で発見することは困難です。

そこで、再発・転移のリスクを減らすために、術後の薬物治療が推奨されています。全身療法である化学療法は、肺がんの微小転移や、手術でとりきれなかった肺がんの病巣をたたき、再発・転移を予防することが期待できます。

術後薬物療法が勧められるのは、ⅠB期、Ⅱ期、ⅢA期で手術により病巣を完全に切除したと思われる場合です。術後薬物療法を行った場合、5年生存率は5～10％ほど上昇するといわれています。[※1]ⅠA期でも、がんの病巣が大きい場合などには、術後補助化学療法が勧められることがあります。

がんが2cm以上のⅠA期、ⅠB期、ⅡA期に対する術後薬物療法では、テガフール・ウラシル（UFT）による治療を2年間継続するのが基本です。この治療を行わなかった場合に比べて、3cmを超える肺腺《せん》がんでは5年生存率が約10％上昇するということが国内の研究により報告されています。その他の多数の研究報告でも、2cmを超えるⅠA期、ⅠB期、ⅡA期のがんの場合、術後のUFT服用を推奨しています。

UFTは内服薬であるため通院治療が可能で、副作用も比較的軽いといわれていますが、食欲低下や味覚異常などが起こることがあります。また、非小細胞肺がんのなかでも扁平上皮《へんぺいじょうひ》がんは、腺がんよりこの薬の効果が得られにくいとされているため、扁平上皮がんの場合にはUFTによる術後薬物療法は選択肢のひとつとして考えられています。

Ⅱ期、ⅢA期では、術後薬物療法を行うことで、再発を防ぎ、死亡リスクが低くな

※1（ⅠA期の術後補助化学療法）
ⅠA期の腺《せん》がんで大きさが2㎝より大きい場合に、テガフール・ウラシル（UFT）による術後補助化学療法を行うことの有効性が確認されている。

ることが明らかになっています。推奨されているのは、シスプラチンと他の抗がん剤（おもにビノレルビン）の2剤を組み合わせるシスプラチン併用療法で、手術のみを行った場合と比べて、Ⅱ期で12％、Ⅲ期で15％程度5年生存率が高くなります。

非小細胞がんへの手術でがんが切除できたⅡB期、ⅢA期の患者さんのうち、PD-L1というたんぱくが陽性の場合は、シスプラチン併用療法の後でアテゾリズマブという免疫チェックポイント阻害薬を追加投与することが推奨されています。シスプラチン併用療法後のアテゾリズマブ投与により、さらに約10～20％の再発を減らすことにつながります。また、Ⅱ期、ⅢA期の患者さんのうち、EGFR遺伝子に変異がある場合には、シスプラチン併用療法を行ってから、分子標的薬の一種であるEGFR阻害薬のオシメルチニブを3年間服用します。この治療により再発までの期間を延長する効果が明らかになっています。同様に、※2ALK《アルク》融合遺伝子に変異がある患者さんに対しては、アレクチニブという分子標的薬をプラチナ製剤と併用して2年間投与することが推奨されています。

最近は摘出した肺がんの遺伝子変異などを調べたうえで、その結果によって一部の免疫チェックポイント阻害剤や分子標的薬投与も、保険適応として選択肢となりうる状況に変化しつつあります。

※2〈ALK融合遺伝子〉
ALK遺伝子にほかの遺伝子が融合したもので、この遺伝子によってつくられた異常なたんぱく質ががん細胞の増殖を促進する。

●非小細胞肺がんの術後補助療法

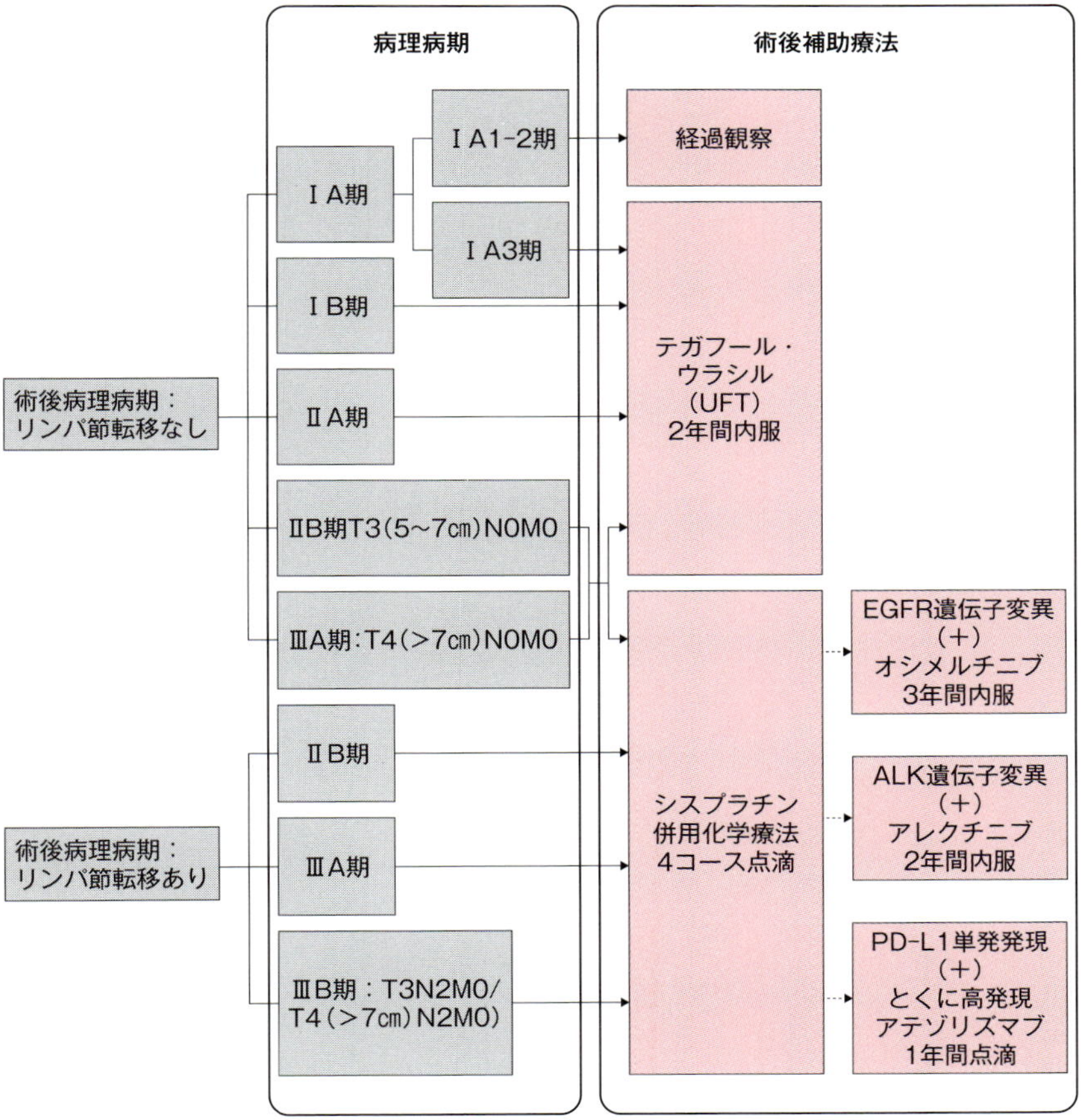

11

個別化が進む肺がんの薬物療法

肺がんの薬物療法は、がんのタイプや、がん細胞の遺伝子変異の有無に応じて薬を使い分ける個別化医療が進んでいます。

小細胞肺がんの薬物療法

小細胞肺がんは非小細胞肺がんに比べて、抗がん剤に感受性[※1]があり、抗がん剤による高い腫瘍縮小効果が期待できます。

限局型は、シスプラチンとエトポシドの2種類の抗がん剤を使ったＰＥ療法と、放射線療法との同時併用[※2]が世界的な標準治療になっています。進展型の場合は、広範囲にがんが広がっている状態なので、局所療法である放射線療法は行わず、薬物療法だけとなります。進展型では、シスプラチンとイリノテカン（ＰＩ療法）、もしくはシスプラチンとエトポシド（ＰＥ療法）の2剤併用療法が主流です。シスプラチンの代わりにカルボプラチン[※3]を使用することもあります（ＣＥ療法）。薬が効かなくなり、病状が悪化した場合には、ノギテカン、アムルビシンなどの薬剤も選択肢となります。また、ＰＥ療法に免疫チェックポイント阻害薬のアテゾリズマブやデュルバルマブを組み合わせて行う治療も、初回治療として承認されています。

非小細胞肺がん（Ⅲ・Ⅳ期）の薬物療法

非小細胞肺がんのⅢ期で、がんが広範囲に広がっていて手術が難しい場合には、

※1（感受性）
薬剤の効果がある場合に、薬剤に対して感受性があるという。効果がない場合は耐性があるという。

※2（抗がん剤と放射線療法の同時併用療法）
抗がん剤と放射線療法を同時に行う方法と、抗がん剤治療が終わってから放射線療法を開始する方法があるが、前者のほうが治療成績がよいとされているため、全身状態がよければ同時併用が勧められる。

※3（カルボプラチン）
カルボプラチンはシスプラチンに比べ、副作用は軽いとされている。このため、高齢者、一般状態がよくないなどの場合にカルボプラチンが選択肢となることが多い。

●肺がんのおもな抗がん剤（細胞障害性抗がん剤）

作用による分類	一般名（略称）	おもな製品名	使用法
代謝拮抗薬	ペメトレキセド（PEM）	アリムタ	点滴
	テガフール・ウラシル（UFT）	ユーエフティ	経口
	テガフール・ギメラシル・オテラシルカリウム（S-1）	ティーエスワン	経口
	ゲムシタビン（GEM）	ジェムザール	点滴
抗がん性抗生物質	アムルビシン（AMR）	カルセド	注射
微小管阻害薬	ビノレルビン（VNR）	ナベルビン	注射
	パクリタキセル（PTX、PAC）	タキソール	点滴
	ナブパクリタキセル（nab-PTX）	アブラキサン	点滴
	ドセタキセル（DTX）	タキソテール	点滴
プラチナ製剤	シスプラチン（CDDP）	ランダ、ブリプラチン	注射
	カルボプラチン（CBDCA）	パラプラチン	点滴
	ネダプラチン	アクプラ	点滴
トポイソメラーゼⅠ阻害薬	イリノテカン（CPT-11）	トポテシン、カンプト	点滴
	ノギテカン	ハイカムチン	点滴
トポイソメラーゼⅡ阻害薬	エトポシド（ETP）	ラステット、ベプシド	経口

※細胞障害性抗がん剤＝従来型の抗がん剤。分子標的薬は80ページ、免疫チェックポイント阻害薬は84ページを参照。

※4〔プラチナ製剤併用療法〕
Ⅲ期、Ⅳ期では、プラチナ製剤（シスプラチンまたはカルボプラチン）と、１９９０年以降に承認された第三世代と呼ばれる抗がん剤（ペメトレキセド、ゲムシタビン、S-1、イリノテカン、パクリタキセル、ドセタキセル、ビノレルビンなど）の２剤を組み合わせた併用療法がおもに行われている。

※5〔効果の確認〕
抗がん剤の効果は、触診、X線検査、気管支鏡検査、CT検査や腫瘍マーカーなどの検査により、総合的に判断する。効果がある場合は原則として同じ治療を続けるが、病巣が大きくなったり、副作用が強すぎる場合には、抗がん剤を変えたり減らしたり、治療を休むことなどを検討する。

放射線療法と抗がん剤の併用療法が第一選択となります。プラチナ製剤※4併用療法がよく行われます。

手術や放射線療法が難しいⅢ期の一部と、Ⅳ期では、薬物療法が治療の中心となります。さまざまな種類の薬剤が使用できるため、効果の期待できる薬剤から始めて、検査で効果※5を確認しながら、1番目の薬（一次治療）が効かなくなったら2番目の薬（二次治療）、それも効かなくなったら3番目の薬（三次治療）というように進めていくのが基本です。

薬の選択は、非扁平上皮《ひへんぺいじょうひ》がん（腺《せん》がん、大細胞がん）か扁平上皮がんかにより異なります。また、分子標的薬のなかには検査によって効果を予測できるものがあるため、がん組織の遺伝子を調べる検査を行って、個別的に治療戦略を立てていきます。

非扁平上皮がんで、遺伝子検査の結果、EGFR※6（上皮成長因子受容体）遺伝子変異陽性であった場合には、分子標的薬（80ページ）のEGFR阻害薬が第一選択となります。また、ALK《アルク》※7融合遺伝子転座陽性の場合はALK阻害薬が、ROS1《ロスワン》※7融合遺伝子転座陽性の場合はROS1阻害薬が、BRAF《ビーラフ》※8遺伝子変異陽性の場合にはBRAF阻害薬が候補となります。扁平上皮がんや非扁平上皮がんで、EGFR遺伝子やALK融合遺伝子の変異がみられない場合には、従来型の抗がん剤による治療が行われます。さらに、非扁平上皮がん、扁平上皮がんによらず、PD-L1※9というたんぱくが腫瘍細胞の50％以上で確認された場合は、免疫チェックポイント阻害薬（84ページ）も一次治療で選択されます。

※6〔EGFR遺伝子〕
EGFRはがんの表面に現れるたんぱく質で、上皮成長因子受容体ともいう。腺《せん》がんの約半数の患者さんにEGFR遺伝子異常がみられ、遺伝子の異常があるとがんが限りなく増殖する。

※7〔ROS1融合遺伝子〕
ROS1遺伝子にほかの遺伝子が融合したもので、この遺伝子によってつくられた異常なたんぱく質ががん細胞の増殖を促進する。

※8〔BRAF遺伝子〕
細胞の増殖に関係するたんぱく質をつくる遺伝子。この遺伝子が突然変異すると、がんの増殖・転移がさかんになる。

※9〔PD-L1〕
がん細胞の表面にあるたんぱく質で、免疫細胞（T細胞）の表面にあるPD-1と結合する。すると、がん細胞は免疫を抑制させる偽の信号をT細胞に送って、免疫細胞の自らへの攻撃に抑制をかけることができるようになる。

●ドライバー遺伝子（122ページ）変異に対応する分子標的薬

ドライバー遺伝子変異	用いられる分子標的薬（一般名）
EGFR《イージーエフアール》遺伝子変異	オシメルチニブ、ゲフィチニブ、エルロチニブ、アファチニブ、ダコミチニブ
EGFR遺伝子変異（exon《エクソン》20挿入変異）	アミバンタマブ
ALK《アルク》融合遺伝子	アレクチニブ、ブリグチニブ、ロルラチニブ、セリチニブ、クリゾチニブ
ROS1《ロスワン》融合遺伝子	クリゾチニブ、エヌトレクチニブ、レポトレクチニブ
BRAF《ビーラフ》遺伝子V600E変異	ダブラフェニブ＋トラメチニブ
MET《メット》遺伝子変異	テポチニブ、カプマチニブ、グマロンチニブ
RET《レット》融合遺伝子	セルペルカチニブ
KRAS《ケーラス》遺伝子G12C変異	ソトラシブ
HER２《ハーツー》遺伝子変異	トラスツズマブ デルクステカン
NTRK《エヌトレク》融合遺伝子	エヌトレクチニブ、ラロトレクチニブ

※2025年2月現在。

Ⅳ期で抗がん剤による治療を行う場合は、プラチナ製剤併用療法が主流です。これに分子標的薬のベバシズマブ（83ページ）を加えた３剤併用療法が行われることもあります。

薬は全身状態なども考慮して選択される

抗がん剤に耐性が生じて効かなくなったり、副作用などにより治療を中断した場合でも、一般状態（パフォーマンス・ステータス）※10がよければ二次治療、三次治療と治療を進めていきます。二次・三次治療は、それまでに用いられていない薬のなかから、効果の期待できそうなものを選ぶのが基本です。Ⅳ期の場合は、薬物療法が長期にわたることもあるので、生活の質（ＱＯＬ）を維持することも大切です。

※10〔パフォーマンス・ステータス〕
略称ＰＳ、全身状態の指標として使う。０～４のスコアに応じて、薬物療法を検討する。
０：まったく問題なく活動できる。発症前と同じ日常生活が制限なく行える。
１：肉体的に激しい活動は制限されるが、歩行可能で、軽作業や座っての作業は行うことができる。
２：歩行可能で、自分の身の回りのことはすべて可能だが、作業はできない。日中の50％以上はベッド外で過ごす。
３：限られた自分の身の回りのことしかできない。日中の50％以上をベッドかいすで過ごす。
４：まったく動けない。自分の身の回りのことはまったくできない。完全にベッドかいすで過ごす。
ＪＣＯＧ（日本臨床腫瘍研究グループ）ホームページ http://www.jcog.jp/より

12 分子標的薬の効果と副作用

分子標的薬は、特定のたんぱく質をターゲットに、がん細胞をねらい撃ちする薬で、事前に検査で効果を予測できるものもあります。

分子標的薬とは

分子標的薬は、がんの増殖・転移にかかわる特定のたんぱく質を標的にして効果を発揮する薬です。従来の細胞障害性抗がん剤が正常な細胞にもダメージを及ぼすのに対して、分子標的薬（キナーゼ阻害薬）はがん細胞だけをねらい撃ちできるのが特徴です。がんの組織を調べることで薬の効果を予測し、治療戦略を立てていきます。標的に合った薬を使うと、高い確率で効果が得られることがあり、なかには劇的な腫瘍縮小作用がみられるケースもあります。新たな分子標的薬の開発も進んでおり、分子標的薬はひとりひとりのがんに合わせた個別化医療に向けて、大きな役割を果たすことが期待されています。現在、Ⅳ期の非小細胞肺がんや再発・転移の非小細胞肺がんの治療に用いられている分子標的薬としては、EGFR阻害薬、ALK《アルク》阻害薬、ROS1《ロスワン》阻害薬、BRAF《ビーラフ》※1阻害薬、MET《メット》阻害薬、RET《レット》阻害薬、KRAS《ケーラス》阻害薬、HER2《ハーツー》阻害薬、NTRK《エヌトレク》阻害薬、血管新生阻害薬があります。

EGFR阻害薬の効果と副作用

EGFR阻害薬は、がん細胞の表面に発現しているEGFR※2というたんぱく質に

〈分子標的薬の副作用〉

分子標的薬は、がん細胞だけを攻撃できるため、正常な細胞に及ぼす影響が比較的少なく、副作用が軽いといわれていたが、実際には個々の薬剤に特有の副作用が起こる。重い副作用が現れることもまれにある。抗がん剤治療を受けるときと同様に、いつどんな副作用が起こりやすいか、どんな予防・対処法があるか、とくに気をつけるべき症状は何かなどを事前に確認しておくことが大切。

※1〈BRAF阻害薬〉

BRAFに変異があるとがん細胞の増殖が促進される。ベムラフェニブ（製品名ゼルボラフ）や、タブラフェニブ（製品名タフィンラー）とMEK阻害薬のトラメチニブ（製品名メキニスト）との併用療法が承認されている。

作用して、がん細胞の増殖を抑制する薬です。オシメルチニブ（製品名タグリッソ）、ゲフィチニブ（製品名イレッサ）、エルロチニブ（製品名タルセバ）、アファチニブ（製品名ジオトリフ）、ダコミチニブ（製品名ビジンプロ）が肺がんの治療に使われています。いずれも内服薬で、通院での治療が可能です。

　EGFR阻害薬は、がん細胞の遺伝子を調べる検査を行って、※3EGFR遺伝子変異陽性であった場合に使用します。陰性の場合、効果は期待できません。EGFR遺伝子変異陽性の肺がんは、日本人の腺《せん》がんの約50％にみられます。

●EGFR阻害薬の副作用

薬剤名	おもな副作用の頻度
オシメルチニブ	発疹・ざ瘡（40.8%）、爪の障害（30.6%）、下痢（38.7%）、皮膚乾燥・湿疹（26.2%）など
ゲフィチニブ	発疹(64.8%)、下痢(46.3%)、皮膚の乾燥(34.4%)など
エルロチニブ	ざ瘡様発疹（61.6%）、下痢（22.8%）、口内炎（9.6%）など
アファチニブ	発疹（55.5%）、爪囲炎（56.8%）、皮膚乾燥(29.3%)、下痢（80.8%）、ざ瘡（20.5%）など
ダコミチニブ	口内炎（59.5%）、下痢（85%）、爪囲炎（61.7%）など

　よく使われるのは、ゲフィチニブやエルロチニブです。いずれも単剤で使用するのが基本です。これらの薬は使用して数週で効果が現れ始めます。これまでの研究の結果では、EGFR遺伝子変異がある患者さんにおいては、80％前後の確率で腫瘍を縮小させることが判明しています。

　EGFR阻害薬の副作用では、かゆみをともなうにきび、肌の乾燥、爪や鼻粘膜の炎症、口内炎、下痢、肝機能の低下などが見られます。ほとんどは軽症で、一時的な休薬や対症療法で改善します。特に注意が必要な副作用として、※4間質性肺炎が

※2〔EGFR〕
　EGFR（上皮成長因子受容体）は、がん細胞の表面にあるたんぱく質で、がん細胞が増殖するための信号を受け取る役割を果たしている。非小細胞肺がんの細胞表面には、EGFRがたくさん現れており、EGFRを構成する遺伝子の一部に変異があると、がん細胞を増殖させる信号がつねに受信状態となり、がん細胞が限りなく増殖してしまう。

※3〔EGFR遺伝子変異陽性〕
　欧米人よりも日本人などのアジア系に、男性よりも女性に、たばこを吸わない人、非小細胞肺がんのなかでも腺《せん》がんの患者さんに多く認められる。

※4〔間質性肺炎〕
　いろいろな抗がん剤で、副作用として起こる肺炎。頻度は低いが、ときに重い症状になる。初期症状は咳《せき》、息切れ、軽い発熱などで、特徴的なものがなく、かぜと間違われやすい。

あります。肺の弾力性が失われて呼吸困難になる病気で、ゲフィチニブでは３〜６％の頻度で間質性肺炎が起こり、副作用による死亡も1〜３％と報告されています。ゲフィチニブ以外の薬で間質性肺炎が起こることもあるので、定期的に胸部Ｘ線やＣＴの検査を受け、呼吸の苦しさを感じたときは速やかに担当医に連絡する必要があります。

ＡＬＫ阻害薬の効果と副作用

ＡＬＫ阻害薬は、ＡＬＫ融合遺伝子がつくる異常たんぱくをターゲットにした分子標的薬です。肺がんの治療に使われているのは、アレクチニブ（製品名アレセンサ）、ロルラチニブ（製品名ローブレナ）、ブリグチニブ（製品名アルンブリグ）、セリチニブ（製品名ジカディア）クリゾチニブ（製品名ザーコリ）の５つです。いずれも内服薬で、通院での治療が可能です。

ＥＧＦＲ阻害薬と同様に、がん細胞の遺伝子を調べる検査でＡＬＫ融合遺伝子転座陽性であった場合にのみ、ＡＬＫ阻害薬を使用します。陰性の場合、この薬の効果は期待できません。陽性の患者さんは、腺がんの５％程度とされています。

一次治療で使われるのは、おもにアレクチニブで、単剤で用いられます。

クリゾチニブ、セリチニブは、一次・二次治療の選択肢のひとつとなる薬剤です。

ＡＬＫ阻害薬、とくにアレクチニブの副作用は比較的軽いとされていますが、使用する場合は、どのような副作用が起こりやすいのか、知っておくことが大切です。

●肺がんのおもな分子標的薬

作用による分類	一般名	おもな製品名	投与方法
EGFR阻害薬	オシメルチニブ	タグリッソ	経口
	ゲフィチニブ	イレッサ	経口
	エルロチニブ	タルセバ	経口
	アファチニブ	ジオトリフ	経口
ALK阻害薬	アレクチニブ	アレセンサ	経口
	クリゾチニブ*	ザーコリ	経口
	セリチニブ	ジカディア	経口
血管新生阻害薬	ベバシズマブ	アバスチン	点滴
	ラムシルマブ	サイラムザ	点滴

*クリゾチニブはROS1阻害薬でもある。

血管新生阻害薬の効果と副作用

がん細胞は、増殖する際に栄養分や酸素を取り込むために、自分の周りに小さな血管をつくる血管新生というはたらきをもっています。このはたらきを妨げ、がんを「兵糧攻め」にするのが血管新生阻害薬です。肺がんの治療においては、ベバシズマブ（製品名アバスチン）、ラムシルマブ（製品名サイラムザ）の2剤が使われています。いずれも点滴です。

ベバシズマブは、プラチナ製剤と別の抗がん剤の2剤にベバシズマブを加えた3剤併用療法で用います。副作用として、高血圧、たんぱく尿、鼻や歯肉からの出血、白血球減少がみられます。非常にまれですが、脳出血、血栓塞栓症《けっせんそくせんしょう》、消化管穿孔《せんこう》などが起こるため、注意が必要です。

ラムシルマブは、おもに二次治療で、ドセタキセルとの併用で用いられます。ベバシズマブは非扁平《へんぺい》上皮《じょうひ》がんにしか用いられませんが、ラムシルマブは非扁平上皮がんだけでなく、扁平上皮がんにも使えるという特徴があります。

13 免疫チェックポイント阻害薬の効果と副作用

がん細胞が免疫にブレーキをかける仕組みにはたらきかけ、免疫の力を回復させる、これまでにない新しいタイプの薬剤です。

免疫チェックポイント阻害薬とは

免疫療法[※1]は、免疫の本来の力を回復させることで、がんを治療する方法です。免疫療法のなかで科学的に効果があることが認められているのが、がん細胞が免疫にブレーキをかける仕組みにはたらきかける、免疫チェックポイント阻害薬です。

免疫チェックポイントとは、免疫が強くなりすぎて自己免疫疾患やアレルギーにならないように、免疫細胞が自ら免疫を抑制する仕組みです。代表的な免疫チェックポイントでは、免疫細胞の表面のPD-1というたんぱく質と、がん細胞表面のPD-L1[※2]というたんぱく質が結合することで、がん細胞への攻撃が弱まります。そこで、PD-1とPD-L1が結合しないようにして、がん細胞に対する免疫の攻撃力を高めるのが免疫チェックポイント阻害薬です。

免疫チェックポイント阻害薬としては、PD-1とPD-L1の結合を阻害する、ニボルマブ（製品名オプジーボ）、ペムブロリズマブ（製品名キイトルーダ）、アテゾリズマブ（製品名テセントリク）、デュルバルマブ（製品名イミフィンジ）があります。それらのほかにも、CTLA-4というたんぱく質を標的とするイピリムマブ（製品名ヤーボイ）、トレメニムマブ（製品名イジュド）という薬もあります。

※1〔免疫療法〕
免疫療法は発展途上の治療法で、有効性（治療効果）が科学的に証明されていない治療法が多数ある。このため、免疫チェックポイント阻害薬のように効果が証明され保険診療になっているものと、まだ開発中で効果が確認されていないものを、きちんと区別して考えることが必要である。

※2〔PD-L1〕
がん細胞の表面にあるたんぱく質で、免疫細胞（T細胞）の表面にあるPD-1と結合する。すると、がん細胞は免疫を抑制させる偽の信号をT細胞に送って、免疫細胞の自らへの攻撃に抑制をかけられるようになる。

非小細胞肺がんに対しては、免疫チェックポイント阻害薬単独で治療していましたが、2018年からペムブロリズマブと抗がん剤（プラチナ製剤とそのほかの抗がん剤）の併用療法が行われるようになりました。ニボルマブとイピリムマブの併用療法、さらに抗がん剤を組み合わせた治療など、免疫チェックポイント阻害薬と抗がん剤の併用療法が、初回治療として承認されています。

アテゾリズマブ、ニボルマブ、ペムブロリズマブの効果と副作用

非小細胞肺がんで、がん細胞の1％以上（とくに50％以上）にPD-L1の発現があれば、初回治療でペムブロリズマブの単独療法が行われます。また、非小細胞肺がんで50％のがん細胞、またはがん細胞に浸潤《しんじゅん》している免疫細胞の10％以上にPD-L1がある場合、アテゾリズマブ単独療法も選択肢になります。

化学療法後に進行した場合の二次治療で、がん細胞の1％以上にPD-L1が発現していれば、ペムブロリズマブを用いることがあります。PD-L1の発現がない場合は、抗がん剤単独、もしくは抗がん剤と免疫チェックポイント阻害薬の併用が選択肢になります。

免疫チェックポイント阻害薬特有の副作用として、自らの免疫（自己免疫）が働きすぎることによる、さまざまな

●肺がんの免疫チェックポイント阻害薬

一般名	おもな製品名	使い方
アテゾリズマブ	テセントリク	点滴（3週間隔）
ニボルマブ	オプジーボ	点滴（2週間隔）
ペムブロリズマブ	キイトルーダ	点滴（3週間隔）

症状があります。免疫細胞を活性化することでがん細胞への攻撃力を高めるため、「免疫関連有害事象（ｉｒＡＥ）」と呼ばれる副作用が起きるのです。ｉｒＡＥは、皮膚、消化管、肝臓、肺、ホルモン産生臓器に生じやすく、腎臓や神経、筋肉、眼など、全身どこにでも起こることが報告されています。よく見られる症状としては、間質性肺炎、大腸炎、１型糖尿病、甲状腺機能障害、肝・腎機能障害、皮膚障害、重症筋無力症、筋炎・心筋炎、ぶどう膜炎などがあります。

症状の現れ方は人によって異なりますが、重症例や死亡例も報告されています。ステロイドを投与するなど、ｉｒＡＥのための治療法もあります。治療中は慎重に体調管理を行い、症状をよく理解したうえで、早期発見・治療につなげます。

間質性肺炎の初期症状としては、息切れや空咳《からぜき》、発熱などが典型的です。１型糖尿病では、急激に血糖値が上昇したことにより、口が渇く、水分を多く摂《と》るようになる、尿量が増えるといった徴候がみられます。このような症状がみられたら、速やかに担当医に相談し、さらに悪化する前に対処します。また、大腸炎では、下痢や血便、腹痛などがみられますが、市販の下痢止めを服用したために実際の症状がわかりにくくなってしまうことがあります。排便回数が増えたり、血便をともなう下痢があった場合は、自己判断で薬を飲む前に、担当医を受診してください。多くみられる副作用としては、皮膚障害、ホルモン分泌障害があります。前者は発疹《ほっしん》やかゆみなどの症状がみられますが、後者は自覚症状がないこともあり、その場合の多くは定期的な血液検査で見つかります。これらの症状は軽くすむ場合が多いのですが、いつもと違う症状を感じたときは早めに担当医に相談してください。

●免疫関連有害事象（irAE）

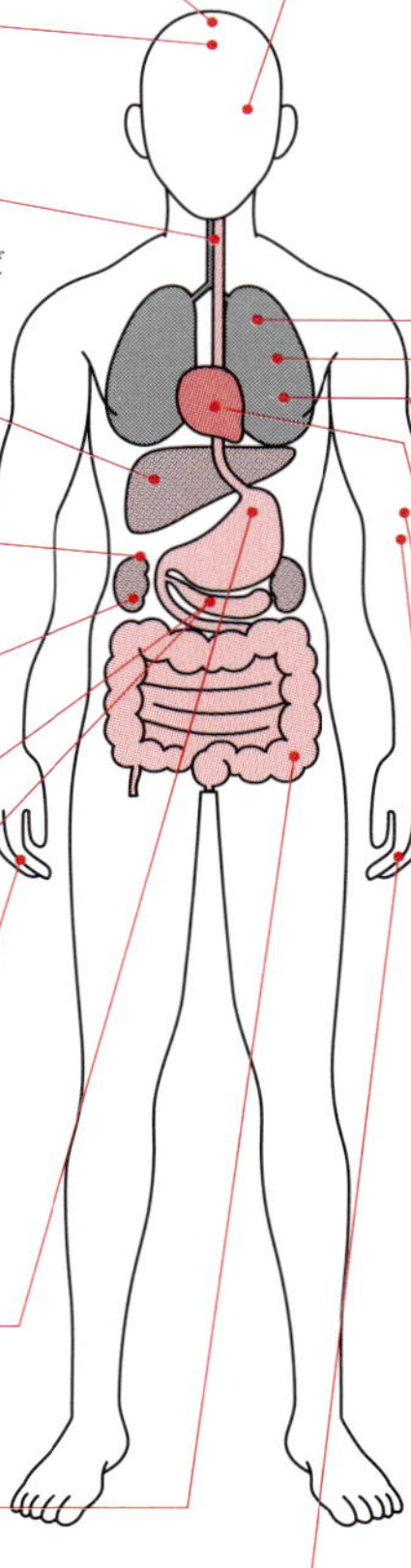

脳炎・髄膜炎

脳炎：錯乱、記憶喪失、失神、精神状態変化、発熱、嘔吐、頭痛

髄膜炎：発熱、頭痛、意識障害、髄膜刺激徴候、悪心、嘔吐　など

下垂体機能障害

頭痛、倦怠感、視野障害、無月経、乳汁分泌、皮膚乾燥、便秘、頻尿、多飲、口渇　など

甲状腺機能障害

倦怠感、浮腫、寒がり、動作緩慢、発汗増加、体重減少、眼球突出、甲状腺腫大、動悸　など

劇症肝炎、肝不全、肝機能障害、肝炎、硬化性胆管炎

全身倦怠感、黄疸、悪心、嘔吐、食欲不振、皮膚そう痒感　など

副腎障害

倦怠感、意識障害、思考散乱、嘔吐、悪心、食欲不振、低血圧、判断力の低下 など

腎障害

浮腫、貧血、頭痛、口渇、悪心、尿量減少、無尿、血圧上昇、血尿　など

膵炎

上腹部痛、悪心、嘔吐、背部痛　など

1型糖尿病

倦怠感、体重減少、口渇、多飲多尿、意識障害、思考散乱、手足の振戦　など

重度の皮膚障害

全身性紅斑と割れやすい水疱、粘膜のびらん、口唇や口腔内のびらん　など

重度の胃炎

上腹部痛、腹部不快感、食欲不振、悪心、嘔吐、吐血、タール便、貧血　など

大腸炎、小腸炎、重度の下痢、消化管穿孔

下痢、軟便、血便、黒色便、腹痛、腹部の圧痛　など

インフィージョンリアクション

呼吸困難、意識障害、眼瞼・口唇・舌の腫脹、発熱、悪寒、嘔吐、咳嗽、めまい、動悸　など

ぶどう膜炎

眼の充血（とくに角膜辺縁部）、羞明、眼痛、視力低下、霧視、飛蚊症など

神経障害

運動・感覚麻痺、手足のしびれ、下肢の筋力低下・麻痺、顔や四肢の異常感覚　など

重篤な血液障害

免疫性血小板減少性紫斑病：皮下出血（点状出血または紫斑）、歯肉出血、鼻出血、下血、血尿、頭蓋内出血

溶血性貧血　貧血：息切れ、動悸、倦怠感、顔色不良、立ちくらみ

黄疸：皮膚や眼球結膜の黄疸、皮膚そう痒感、ヘモグロビン尿

脾腫：腹部や背部の疼痛や、胃の圧迫感

無顆粒球症：発熱、悪寒、咽頭痛

発熱性好中球減少症：発熱、悪寒など

静脈血栓塞栓症

浮腫、熱感、局所疼痛、皮膚や口唇・指趾の爪が青紫色～黒褐色に変色、下肢の浮腫　など

結核

寝汗、体重減少、倦怠感、微熱、持続する咳、痰　など

間質性肺疾患

息切れ、呼吸困難、咳嗽、疲労、発熱、肺音の異常（捻髪音）など

心筋炎

悪寒、発熱、頭痛、筋肉痛、倦怠感、食欲不振、悪心、嘔吐、下痢、胸痛　など

血球貪食症候群

抗生剤不応性で持続する発熱、皮疹、肝脾腫、リンパ節腫脹、出血症状、けいれん、肺浸潤、腎障害、下痢、顔面浮腫　など

重症筋無力症、筋炎、横紋筋融解症

重症筋無力症：眼瞼下垂、複視、嚥下障害、構音障害、呼吸困難

筋炎：筋力低下、発熱、嚥下障害、呼吸苦、発疹、筋肉痛

横紋筋融解症：筋肉痛、手足のしびれ、筋力低下、赤褐色尿　など

小野薬品工業株式会社/ブリストル・マイヤーズスクイブ株式会社 提供資材「オプジーボ・ヤーボイにおける副作用管理の実際（irAEアトラス）」をもとに作図

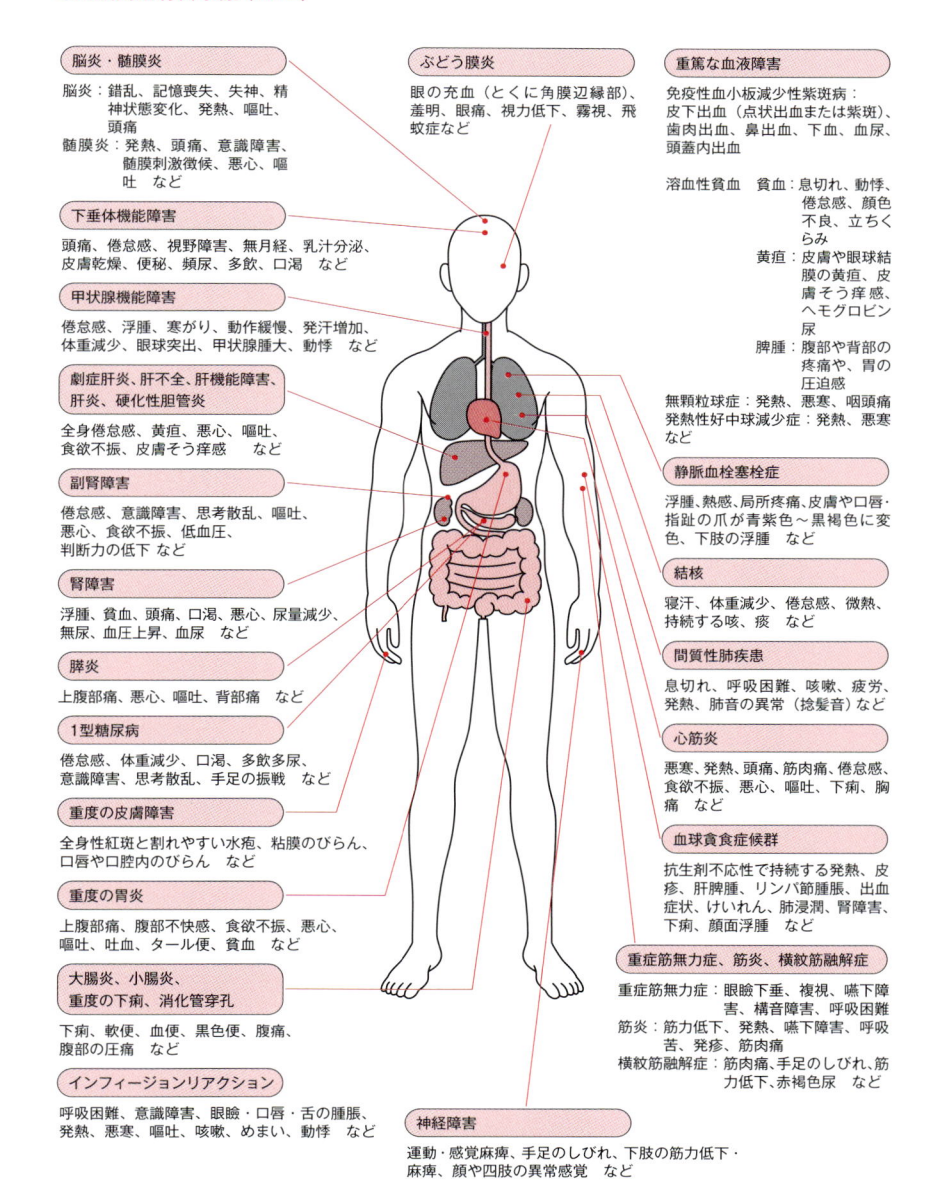

14

抗がん剤の費用と助成制度

抗がん剤の費用は高額ですが、日本の場合、国民皆保険制度なので、健康保険や高額療養費制度を利用すれば、一部の費用負担ですみます。

抗がん剤などの治療費

抗がん剤治療にどのくらい費用がかかるかは、肺がんの組織型や種類、病期、さらにその人の体格や身体状況によって違ってきます。治療は投薬スケジュール（レジメン）にのっとって行われ、使用する薬剤や量もその人の体格や身体状況から決まります。また、抗がん剤のほか副作用を抑えるための、たとえば制吐剤などもその都度必要になるので、それらの薬剤費用もかかります。

また、初回入院しての治療費を考えると、抗がん剤などの薬剤に検査費、入院費に加え、入院中に必要となる雑費、通信費や証明書代、交通費などもかかります。

肺がんの第一選択としてもっとも使用頻度が高い薬剤は、カルボプラチンとパクリタキセル2剤ですが、たとえば、その薬代は、カルボプラチン（製品名パラプラチン）は、50mgで約1５００円、1５0mgで約3５000円、4５0mgで約8000円、パクリタキセル（製品名タキソール）は30mgで約1６00円、100mgで約５200円です。分子標的薬のゲフィチニブ（製品名イレッサ）は1錠が約2７00円。日本で承認された薬剤の場合は、自己負担金はその1～3割ですが、薬物療法は1回だけでなく、継続して薬剤を使用しますから、トータルすると相当の額にな

※1（高額療養費制度）医療機関や薬局の窓口で支払った額が、ひと月（月の初めから終わりまで）で上限額を超えた場合に、その超えた金額を支給する制度。上限額は年齢や所得によって異なる。

ります（価格は２０２５年1月現在）。

薬物療法は、入院をせずに外来で行うことが一般的ですが、分子標的薬や免疫チェックポイント阻害薬はまだ薬価が高く、免疫チェックポイント阻害薬は1回分で約36万〜約56万円かかります。分子標的薬単独療法を４週間行った場合も、約10万〜約75万となっています。

健康保険や高額療養費制度を利用

日本には健康保険制度があり、一般的に70歳未満なら３割の自己負担、70〜74歳で2割、75歳以上なら1割の自己負担ですみます（２０２５年1月現在）。

さらに、1か月の自己負担金が上限額を超えたときに、超えた金額分が支給される高額療養費制度[※1]を利用できます。1回分の自己負担金が上限を超えない場合は、複数の受診、同じ世帯（同じ医療保険）にいる人の受診についても1か月単位で合算することができます（70歳未満では1か月2万1０００円以上を合算）。この制度は、先に医療費を払って後から申請します。ただし、高額になることがわかっている場合、70歳未満の人は、加入している医療保険より限度額適用認定証の交付を受けておけば、窓口での支払いは負担上限額ですませることができます。70歳以上の人は、保険証と高齢受給者証を提示し、負担限度額を払えばそれですみます。

ほかに、生活福祉資金[※2]、傷病手当金[※3]、医療費控除[※4]などの制度もあるので、病院の相談窓口（医療ソーシャルワーカー室）などに尋ねてみましょう。

※2〈生活福祉資金〉
低所得世帯、障害者世帯、高齢者世帯へ、病気治療や療養中の生計維持のための資金を、福祉費の範囲内で無利子で貸してくれる。市区町村役場の窓口に問い合わせる。

※3〈傷病手当金〉
国民健康保険以外の被保険者で、病気療養のために3日以上欠勤した場合、4日目以降、標準報酬日額の3分の2が傷病手当として支払われる。職場にある「傷病手当金申請書」に、会社の証明書と就労できない理由について医師の意見を記入して健康保険組合に申請する。

※4〈医療費控除〉
1世帯で1年間の医療費が10万円を超える場合（または所得金額の5％を超えている場合）、所得税の確定申告をすると所得控除が受けられる。医療にかかったレシートや領収書を保管しておく必要がある。

15

外来で受ける薬物療法

内服薬の場合、基本的に入院の必要はありません。点滴薬で、初回1コース入院してその後外来で行うことがあるなか、最初から外来で点滴することも増えています。

外来薬物療法が普及している

これまで、肺がんの抗がん剤を使った薬物療法といえば、入院して受けるのが普通のことでした。しかし、最近は通院して外来で受ける薬物療法が一般的になっています。どのようなスケジュールで抗がん剤治療を進めるのかは、がんの種類、治療の目標、抗がん剤の種類などにより異なります。抗がん剤を使用する日と休む日を組み合わせた数週間の周期を1コース[※1]とし、何コースか継続して行われるのが一般的です。

国立がん研究センターでは通常、最初の1コースだけは治療前の検査なども含め入院治療とし、体調の変化や抗がん剤の副作用をチェックします。そして2コース目からは、抗がん剤を点滴するときに1週間入院して、その後は自宅で過ごし、次に点滴するときにまた1週間入院する、というスケジュールを立てることが一般的です。抗がん剤によっては、最初から入院せず、通院して薬物療法を受けるケースも増えてきています。

また、内服薬による薬物療法の場合には、基本的には入院の必要はなく、患者さんは外来受診のため通院する以外は、家で過ごすことができます。仕事や家事・育

※1〈コース〉
治療する日と治療しない日を組み合わせた数週間程度の周期を「コース」という。「クール」「サイクル」とも呼ばれる。3～4週間を1コースとする治療が多い。点滴・注射は1コース中に1～2回程度、内服薬は数週間続けて服用した後、休薬するのが一般的。治療を休む日を入れるのは、副作用を軽減したり、体力や免疫力の低下を防いだりするためである。

●非小細胞肺がんの治療スケジュールの例

	1週 1日	2週 8日	3週 15日	1週 1日	2週 8日	3週 15日
A シスプラチン ＋	点滴			点滴		
ビノレルビン	点滴	点滴		点滴	点滴	
吐き気止め	内服			内服		
	入院	自宅	自宅	入院	自宅	自宅
B カルボプラチン ＋	点滴			点滴		
パクリタキセル ＋	点滴			点滴		
ベバシズマブ	点滴			点滴		
吐き気止め	内服			内服		
	自宅	自宅	自宅	自宅	自宅	自宅

いずれも3週を1コースとし、４コース繰り返す。

児をしながら治療を続けている人もたくさんいます。

担当の医師や看護師、薬剤師などの医療スタッフは、患者さんが安心して外来での薬物療法※2を受けられるように連携して、患者さんをサポートする体制をつくります。また、容体が悪くなったなど、緊急時に入院できる体制を確保するなど、在宅時の不安を少しでも解消するようにします。

このような外来薬物療法は今後ますます増えていくと思われますが、患者さん本人やその家族も、外来での薬物療法を続けていくために、通院日、休薬期間、内服薬の服用法などをきちんと守ることが必要です。また、感染症対策や吐き気・嘔吐《おうと》などの副作用に対して、適切なセルフチェック、セルフケア（92ページ）を行い、症状を予防・軽減することも大切です。

※2〔外来薬物療法〕通院して受ける抗がん剤治療では、ふだんどおりの生活をしながら治療ができる、仕事を続けられるといったメリットがある半面、いつも医療者がそばにいるわけではないため不安もある。どのような症状に注意すべきか、症状が現れたらどのように対処すればよいのか、どこに連絡すればよいのかなどを担当医や看護師に確認しておくと安心である。国立がん研究センターではホットラインと呼ばれる電話相談体制が充実している。

16 抗がん剤治療中の注意

抗がん剤の治療中は、感染症に注意し、疲れすぎないようにすることが大事です。食欲がないときは、のどの通りがよいものをくふうし、好みのものを摂りましょう。

副作用や体力の低下に注意

化学療法を受けているときは、抗がん剤の影響で体調に変化が現れたり、感染症にかかりやすくなったりします。抗がん剤を就寝中に使用するなど、副作用を軽減するようなくふうがなされています。副作用については94ページを参照してください。

日常生活での注意点

◎感染症の予防

抗がん剤の副作用で、白血球[※1]などが減少することがあります。通院治療中は、基本的には日常生活上の制限はありません。買い物や散歩、体調がよければ遠出も可能ですが、外出するときはマスクをしましょう。また、帰宅したらうがい、手洗いをして、感染症を予防しましょう。

◎食欲不振は好みのものを食べて乗り越える

食道や胃腸の粘膜も抗がん剤の影響を受け、吐き気や嘔吐《おうと》、食欲不振などを起こすことがあります。診察の日の食事は、なるべく抗がん剤使用の前にすませておきましょう。吐き気や嘔吐があるときは、食事を少量ずつ数回に分け、時間をかけて

※1〈白血球の減少〉

白血球の成分のうち、好中球は体内に侵入した細菌や異物を食べて排除しようとはたらく。抗がん剤の副作用によって白血球数が減少すると、好中球数も減少するので、感染症などにかかりやすくなる。とくに点滴後7～14日目は注意が必要で、自宅で過ごしている場合は、感染症の予防と早期発見のため、熱、咳《せき》、寒気、のどの痛み、排尿時の痛みなどがみられたら、すぐに病院に連絡することが大切である。

ゆっくり食べます。

のどの通りが悪いときには、かたいもの、熱すぎるもの、刺激があるものは避けましょう。

豆腐、うどん・そばなどのめん類、雑炊、おかゆ、お茶漬け、スープやゼリー、プリンなどを上手に利用し、食欲不振を解消します。食べられないため、栄養の摂取に不安を感じるときは、栄養剤の点滴を受けることも可能です。

◎禁煙を心がける

当然のことながら、治療を開始する前には禁煙※2します。たいていは、がんと告知されたとたん、その日からきっぱりやめたという人が多いのです。

禁煙のための方法はいろいろありますので、やめられないときは医師に相談してください。

◎仕事をしながら治療するとき

仕事をしながら通院して治療する人も増えています。病気のことは職場の上司にきちんと伝え、勤務時間や仕事内容が過重にならないように調整できると安心です。

休日はゆっくり休み、疲れがたまらないようにしてください。息切れや動悸《どうき》が起こるような過度な運動は控えましょう。

◎市販薬や漢方薬、健康食品を使いたいとき

市販薬や漢方薬、健康食品は、抗がん剤と併用するとどんな相互作用を起こす危険性があるのか予測できません。服用中の場合や、これから試してみたいというときには、かならず医師や看護師、薬剤師に相談しましょう。

〔通院治療中の外出〕
通院治療中に外出の制限はないが、感染症の予防を心がけること。旅行など、遠くへ出かけるような場合は、体調や治療のタイミング、副作用対策などについて担当医とよく相談してから計画を立てる。

※2〔禁煙〕
医療スタッフから禁煙指導を受けられるほか、ニコチン依存症と診断されるような場合は、保険診療でニコチンパッチなどを使った禁煙治療を受けることもできるので、自分で禁煙するのが難しい場合は医師や看護師に相談を。

17 抗がん剤の副作用が現れたら

副作用が現れたら、我慢しないで医療スタッフに話しましょう。抗がん剤の副作用に対する治療は、支持療法といいます。

支持療法と副作用対策

◎**吐き気・嘔吐**　制吐剤が進歩して、吐き気・嘔吐《おうと》の頻度も程度も大きく改善し、吐いてしまう人のほうが少ないくらいになっています。個々の抗がん剤の催吐リスク※1も明らかになっており、強い吐き気を催す抗がん剤の場合は、制吐剤とステロイドを事前に使用してから、抗がん剤を点滴します。それにより、使用直後から起こる急性※2の吐き気・嘔吐はかなり抑えることができます。数日して起こる遅発性の吐き気・嘔吐も、同様に制吐剤でコントロールします。

一方、治療前に「また吐くのでは」と考えて気分が悪くなることがあります（予測性嘔吐）。原因は不安と緊張にあり、この場合は抗不安薬などを使用します。

そのほか、治療中はからだを締め付けない衣服を着用し、楽な姿勢をとり、飴《あめ》をなめたり、うがいをしたり、深呼吸をしたりして緊張をほぐし、おしゃべり、音楽、テレビ、読書などで気分を紛らわすことも効果的です。

◎**下痢・便秘**　下痢は多くの患者さんが訴える副作用なので、医療スタッフに告げれば下痢止めを処方してもらえます。脱水に注意して、十分な水分補給を心がけましょう。

〈副作用の対処〉
抗がん剤治療中に予想される副作用について、いつどのようなものが起こりやすいのか、担当の医師に聞いておく。その対処法について看護師や薬剤師とも相談しながら、セルフチェックやセルフケア、必要な検査などを聞いておくと、早めに対処しやすい。

※1〈催吐リスク〉
抗がん剤の吐き気・嘔吐の起こりやすさを示すもの。高度（90％を超える患者さんに発現）、中等度（30～90％に発現）、軽度（10～30％に発現）、最小度（発現しても10％未満）に分けられる。制吐剤の進歩で、もともとは高度のリスクがある薬剤でも、実際吐いてしまう人はかなり少なくなっている。

プラチナ製剤やオピオイド鎮痛薬の使用で、便秘が起こることも少なくありません。便秘を予防・改善するには、決まった時間帯にトイレに行く習慣をつけ、排便を我慢しないことが大切です。水分を十分に摂《と》ることや、軽い運動が効果的なことがあります。便秘には、酸化マグネシウムなどの下剤が用いられ、いつもは便秘薬を使用しない人も意識的に使用していくことが大切です。

◎末梢神経障害（手足のしびれ）　植物アルカロイド系の抗がん剤[※3]で、末梢《まっしょう》神経が障害されて、手足のしびれが起こることがあります。しびれの症状[※4]は人によりさまざまです。他の副作用と異なり、いちど出現すると回復に時間がかかります。確立した治療法もないため、早期発見と早期の対策が重要です。症状が現れたらすぐに医療スタッフに相談しましょう。症状を和らげる薬が処方されることもあります。手足を温めたり、マッサージしたり、手指や足首を運動させることで、症状が軽減することもあります。

◎味覚の変化　塩味のものを食べると苦く感じたり、金属的な味がしたり、甘いものを食べると必要以上に甘ったるくて耐えられなかったり、味をまったく感じなくなる場合もあります。一般に、抗がん剤の治療中は味に敏感になることが多いようです。治療が終わってしばらくすれば、自然に回復してきます。その間、少しでも食事が楽しめるように、苦味や金属味を感じるなら塩分を控えめに、甘く感じるなら甘味を控えめにし、出汁《だし》のうまみ、レモン、薬味などを使うとよいでしょう。

◎かゆみ・発疹　皮膚の細胞は、増殖を繰り返すがん細胞と同じくらい活動的な細胞なので、抗がん剤の影響を受けやすく、副作用としてかゆみやじんましん、発《ほっ》

※2〔急性・遅発性・予測性の嘔吐〕
吐き気・嘔吐は、抗がん剤開始後より24時間以内に出現する急性の嘔吐、24時間以降に出現する遅発性の嘔吐、吐くのではないかという不安から起こる予測性の嘔吐に分けられる。

※3〔植物アルカロイド系の抗がん剤〕
植物アルカロイド系のパクリタキセル、ドセタキセルは、末梢神経障害（手足のしびれ）が起こりやすいことが知られている。

※4〔手足のしびれのおもな症状〕
チクチク針で刺すようなしびれのほか、いつも手袋や靴下をつけているような感じ、手や足先が冷たく感じる、ボタンがかけにくい、物がうまくつかめない、文字がうまく書けない、転びやすい、靴がうまく履けない、冷感刺激に敏感になるといった症状が現れる。

疹《しん》、にきび、色素沈着などの副作用が起こることがあります。かゆいときは冷たいタオルなどで冷やしましょう。汗をかいたらシャワーを浴びて清潔にします。衣類もやわらかくなった木綿生地のものを着用するなどして、からだを締め付けないようにしましょう。皮膚の症状がひどいときは、我慢せず医療スタッフに相談してください。症状に合った薬を処方してもらえます。

副作用とは別に、抗がん剤の点滴中、薬液が血管から漏れて（血管外漏出※5）、皮膚を傷つけることがあります。血管から薬液が漏れたときは、医療スタッフにすぐに知らせましょう。

◎脱毛※6　抗がん剤を開始して数週間たつと、髪の毛が抜け始めます。治療後3～6か月ほどたつと髪の毛は生えてきますが、精神的につらい思いをする人が少なくありません。かつら※7や帽子を用意しておきましょう。あらかじめ髪の毛を短くしておく人もいます。

髪の毛が抜けるとき、皮膚がピリピリすることもあるので、頭皮への刺激を避けるため、毛のやわらかいブラシや刺激の少ないシャンプーを用意しておくとよいでしょう。

◎間質性肺炎　分子標的薬や多くの抗がん剤使用中に、乾いた咳《せき》、息切れが続き、重症化すると命にかかわる間質性肺炎を起こすことがあります。高齢者や喫煙歴の長い人などでは、こうした症状が現れた場合、ただちに医師に連絡してください。治療には、ステロイドが用いられますが、かぜなどの感染症の予防も大切です。症状によっては、抗がん剤の中止も検討されます。

※5〈血管外漏出〉
薬液が血管の外に漏れてしまうと、注射部位がかたくなったり、赤く腫《は》れて痛んだり、水ぶくれになったりすることがある。点滴中または点滴から数日内に穿刺《せんし》箇所に異常や違和感を覚えたら、医療スタッフに知らせる。

※6〈脱毛〉
髪の毛だけでなく、まゆ毛やまつ毛、体毛も抜けることがある。脱毛を予防する手立てはないが、髪の毛は治療終了後、また生えてくる。最初は産毛のように細い毛のことが多いが、徐々に太くしっかりとした毛に戻っていくことが多い。

※7〈かつら〉
市販のものを利用できるが、患者さん向けのもの、レンタルのウィッグなどもある。脱毛が起こりやすい抗がん剤を使用するときは、事前に医療スタッフに相談を。

Q&A

Q 病期IA期の非小細胞肺がんで、肺葉切除にするか、温存手術でも大丈夫か迷っています。

A 病期IA期と診断された場合、一般には、肺葉を一葉丸ごと切除することになります。

　その代わり、抗がん剤治療の必要はありません。早期のがんだからです。でも、早期の小さながんなら、肺の温存手術、つまり縮小手術で、病巣だけを切除すればよいのではないか、そのほうが負担も軽く、その後の生活のレベルも維持できるだろうと、誰もが思うでしょう。

　しかし、肺がんというのは、病巣が小さいようでも微小ながんが散らばっていたり、転移していたりすることもあるのです。微小ながんや転移したがんが「ない」と正しく判断するのはとても難しいことです。

　国立がん研究センターでも術前にIA期と診断された人のうち約20％に術後の検査でリンパ節転移が発見されています。

　現実の問題としては、病期IA期でも、原則として肺の温存手術（縮小手術）は避け、肺葉切除を行うほうが安全であり安心です。ただし、例外的にすりガラス陰影主体のCT濃度（23ページ）を示す２㎝以下の腫瘍であれば縮小手術の適応になりうるので主治医に相談してください。

　また縮小手術は、呼吸機能への影響が少ないので、体力が低下している人などにも行われます。

Q 外科手術をした場合、完治する率はどのくらいですか。

A 治癒率は5年生存率で示します。それは、治療後5年間、転移・再発がんがなければ、それ以降、がんが転移・再発する率はかなり低くなるからです。しかし、肺がんの治癒率はがんの組織型によって、また病期や一般状態などによって、かなり異なってきます。

　国立がん研究センター中央病院では、非小細胞肺がんで手術をした例で（２０１４～１５年）、Ⅰ期の場合、５年生存率は75％、Ⅱ期で48％、Ⅲ期で28％、Ⅳ期で8％でした（小数点以下を四捨五入）。

Q&A

Q 予防的全脳照射をして、脳に放射線治療の害はないのですか？副作用が現れませんか？

A 肺がんのなかでも、小細胞肺がんは脳に転移する確率が高いものです。そこで脳へ転移した場合を予想して照射するのが、予防的全脳照射です。脳全体に放射線を照射してがんの転移を予防するのです。

脳には、血液脳関門という毛細血管を通過できる物質を制限する仕組みがあり、守られています。

この仕組みのため、抗がん剤が脳へ到達しにくいことから、予防のために放射線を照射します。

脳に放射線をかけて脳細胞に問題はないのかと心配する患者さんが多くいます。放射線はがん細胞だけでなく、正常な細胞にもダメージを与えるので、軽い吐き気や脱毛、日焼けのような皮膚炎など、多少の副作用は現れます。

また、少し前までは認知能力の低下が危惧《きぐ》されていましたが、その頻度は問題となるレベルではないと考えられています。

Q 化学療法が全身治療なら、放射線治療は必要ないのではないですか。

A 非小細胞肺がんの病期ⅢB・ⅢC期は、放射線療法と化学療法（抗がん剤治療）の併用が標準治療とされています。

病期Ⅲ期では、手術でがんを切除できたとしても高い確率で早期に再発することがわかっています。そこで、放射線療法と化学療法を組み合わせることではじめて、根治の可能性がでてきます。

放射線療法では、放射線をがんに集中して当てることで局所のがんをたたくことができます。

化学療法では、抗がん剤の成分が全身に行きわたり、発見できないような微小ながんの増殖や転移を防ぐことができます。

このふたつの治療法を同時期に併用することによって、治療の効果が上げられるのです。ただし、両方の治療による副作用が起こることがありますので、定期的な通院が欠かせません。治療の最中の注意事項などに関しては、担当医に確認するのがよいでしょう。

第3章 肺がん治療後の経過とケア

外科手術によって肺の一部または肺の片側を切除すると、手術による痛みとともに、肺活量が減り、呼吸機能が低下するために息苦しさを覚えます。この息苦しさを解消するには腹式呼吸を身につけることです。上手に腹式呼吸ができるようになると、痛みも呼吸法で乗りきれます。

1

手術による息苦しさを軽減する

開胸手術による肺や気管支の手術跡が癒《い》えるまでは、息苦しさがつきまといます。息苦しさを軽減するには呼吸法に注意し、肺や気管支の周りの筋肉を鍛えます。

息苦しさの原因

外科療法では、全身麻酔のためにチューブを気管内に入れるので、術後にチューブを除いた後も気管支に違和感が残り、呼吸するたびに咳《せき》が出たり、分泌物で気管がゼロゼロしたりします。開胸手術により肺や気管支が切除され、呼吸筋が切り離されているので、なおのこと呼吸機能は低下し、傷が回復するまでしばらくは痛みと息苦しさに悩まされます。

「ゆっくり呼吸ができない」「息が吸い込みにくい」「息切れがする」「動悸《どうき》がして冷や汗が出るような感じだ」「ハアハアしてしまう。呼吸が浅い」「苦しくて身の置き所がない」「水におぼれたときのようにアップアップした感じだ」「呼吸が止まってしまうのではないかと恐ろしくなる」など、いろいろな呼吸困難の訴えがあります。このような症状が、いつ、どんな心身の状況のときに現れるかについて、自分でつかんでおくと対処しやすくなります。身体的な問題だけでなく、精神的な要素もかなり多いからです。

症状を少しでも和らげるためには、第一に、室内の空気の流れをよくすることです。換気を行い、室内の温度を18～20℃くらい、湿度は50～70％くらいになるようにコントロールします。それだけで、呼吸が楽に感じられます。そのうえで、患者さん自身が行うことは、腹式呼吸による呼吸リハビリテーションです。つらいときは我慢せず酸素吸入や薬剤を処方してもらいましょう。

呼吸機能を高める呼吸リハビリテーション

呼吸リハビリテーション[※1]は、外科手術を受ける前から訓練を始め、手術後もこの訓練をして、息苦しさを乗り越えます。リハビリの基本は、腹式呼吸と深呼吸です。

腹式呼吸は次のように行います。①仰向《あおむ》けに寝て腹部に手をやり、息をすべて口から吐き、ゆっくりと鼻から息を吸います。胸の筋肉だけでなく、腹部や足腰の筋肉まで動員するような感じで息を吸います。②おなかがふくらんだら、今度は、口をすぼめてゆっくりと息を吐きます。

ゆっくり深呼吸すると、肺や気管支の傷にはあまり響きません。しかも呼吸筋が鍛えられ、息苦しさが早く解消されます。呼吸筋の回復には、全身の筋肉を鍛えることも大事です。

手術後、ベッドに伏せてばかりいないで、起き上がり、歩き

●腹式呼吸の練習法

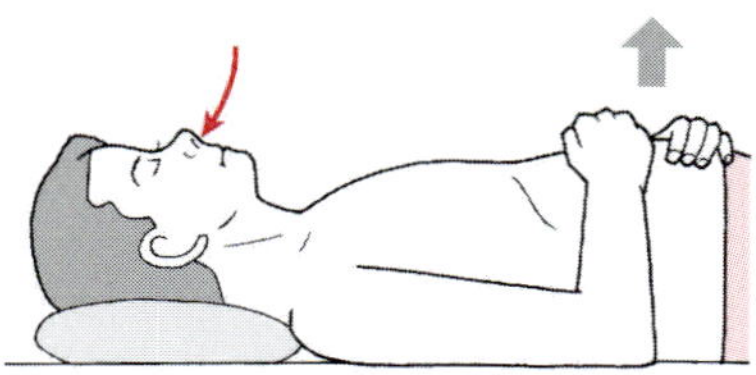

おなかをふくらませながら鼻から息を吸う。

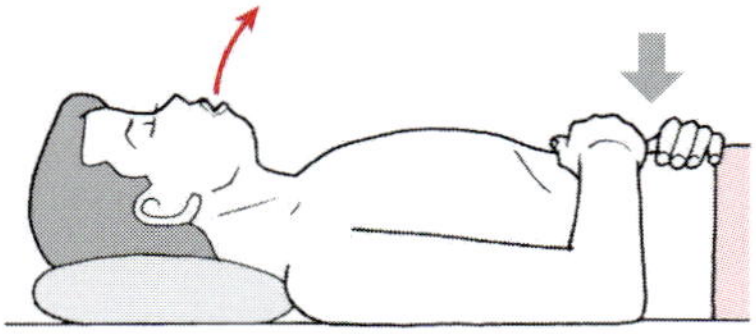

おなかをへこませながら、口からゆっくり息を吐く。

※1〔呼吸リハビリテーションの指導〕　呼吸リハビリテーションは、看護師や理学療法士の指導を受け、訓練する。施設によっては呼吸療法認定士の資格をもつ看護師がいるところもある。

回り、軽い運動をして筋肉をつけましょう。

手術後は、痰《たん》も気管支にへばりついたような感じでなかなか出てきません。痰をスムーズに出すには、水を少し飲んだり、うがいを行ったりして、ゆっくり腹式呼吸をするとよいでしょう。次に息を少し吸ってから呼吸を止め、2回ほど咳払いをします。1回目は短く軽く、2回目は強く、腹式呼吸の要領でおなかから咳払いします。これを痰が出るまで繰り返します。また、長時間同じ姿勢でいるよりも姿勢を変えたり、介護者の手を胸の上に置き、細かく振動させてもらうと痰が出やすくなります（振動法）。痰を出しやすくする薬については担当医と相談しましょう。

急に呼吸が苦しくなったら

急に息苦しくなったら、衣類や寝具などの圧迫を取り除くことも大切です。さらに、仕事などをしていたら手を休め、いすに座るなどして口をすぼめ、深呼吸をします。自分が楽になる姿勢が大事で、横になってもかまいませんが、一般には、上半身を起こして、横隔膜が下になる姿勢（起座姿勢）をとったほうが楽です。机などにうつぶせる姿勢も息苦しさを鎮めます。

とくに、食事中むせたりすると呼吸が激しくなるので、のどの通りがよい食事を心がけましょう。トイレではいきみが呼吸困難を加速させます。洋式トイレを使用し、楽に排泄《はいせつ》できるように排便をコントロールしておきます。早口で話さない、他人に歩調を合わせていっしょに歩いたり階段を上ったりしないなど、自分のペースで行動し、ひとつひとつの動作も力を抜いて、ゆっくり行うことです。

なお、呼吸困難を起こした患者さんを見て家族がパニックになり、「大変」「どうしよう」と騒げば、患者さんはさらに動揺して、呼吸不全に陥ることもあります。家族はどんなときでも落ち着いて、患者さんにいつもの楽な姿勢をとらせ、いっしょに腹式呼吸をしてあげましょう。患者さんが安心するように軽くからだにタッチし、気持ちがよいようなら背中をさすってあげましょう。

室温や湿度などにも気を配り、ほこりなどがないか室内をチェックしましょう。

呼吸困難が続く場合の酸素吸入、薬物療法

呼吸困難は治療が難しい場合が多いので、呼吸困難が続くようなときには、酸素吸入治療を行ったり、呼吸困難を軽減するために、モルヒネ※1やステロイド薬、抗不安薬などを使用したりします。

酸素吸入治療は、睡眠時や運動をした後などに、息切れが強く、呼吸回数が多く、脚にむくみが生じ、チアノーゼが現れている、血圧が変化する、不安感が強い、頭痛・吐き気・嘔吐《おうと》があるなどの低酸素状態を示したときなどに行います。酸素濃縮装置、液体酸素装置、酸素ボンベなどを使用して酸素を供給していきます。退院後も家で酸素吸入ができる在宅酸素治療導入システムが用意されています。

また、鎮痛薬のモルヒネの使用を恐れる患者さんがいますが、モルヒネは症状が改善すれば段階的に使用量を減らし、使用を断つこともでき、呼吸困難や痛みに対処できる薬剤です。ただし、副作用として吐き気や便秘、眠気を催すので、便秘薬や吐き気止めの使用などで症状を抑えるようにします。

※1〔モルヒネ〕
モルヒネと聞くと麻薬を連想しがちだが、正しい使い方をすればとても有効な鎮痛薬である。からだの感覚が麻痺《まひ》するわけでもなく、中毒症状を示すこともない。

2 術後の痛みをとる

術後の痛みの感じ方には個人差がありますが、痛むときは我慢せずに痛みを訴え、薬を処方してもらいましょう。

術後の痛みとがんの進行による痛み

肺の内部には痛みを感じる神経がないといわれます。しかし、肺や気管支、その周囲の呼吸筋などを切除したり、切開したりして起こる痛み、手術時に神経が傷つけられたことで生じる痛み、周囲の筋肉や骨が手術時に引っ張られたり持ち上げられたりしたため過敏症状になって起こる痛みなどを手術後にも感じます。がんの進行によって起こるがんの痛みと区別して、これを治療による痛みといいます。がんの進行によって起こる痛みは、最初は軽いものがしだいに強くなるのですが、治療による痛みは、治療当日が最高潮の痛みで、だんだんに軽くなり、約1週間後には日常生活に支障がなくなっていきます。

ただし、肉体的条件や天候などの環境条件、ストレスなどの心理的条件などによって痛みの程度は異なり、痛みの持続日数も個人差があります。多くは1～6か月で痛みがとれますが、術後数年たっても痛む人がいます。

最近では硬膜外鎮痛法[※1]により、手術直後の痛みで激しく苦しむようなことはなくなり、身体的痛みはかなり軽減しています。

治療による痛みは手術だけでなく、放射線や抗がん剤治療によっても起こります。

※1〔硬膜外鎮痛法〕
脊髄《せきずい》を包む硬膜の外側に、背部から鎮痛薬を注入し、痛みを鎮める方法。胸部の痛みには第5胸椎と第6胸椎の間に注入する。

痛みを取り除く鎮痛薬

痛みの程度は、弱い痛みから強い痛みまでありますが、この痛みの程度を測るものさしとして、ＶＡＳ（Visual Analogue Scale）かＮＲＳ（Numerical Rating Scale）を使用します。このスケールで自分の痛みはどの程度かを示します。痛みを完全に取り除くことにより、痛みが軽くなった状態を目標に薬剤を使用して痛みをコントロールしていきます。

痛みを除く治療法として、世界保健機構（ＷＨＯ）の３段階除痛ラダー（１５１ページ）があります。これは、痛みの程度を強弱に応じて３段階に分類し、その治療薬を示したものです。がん治療では、これに第４段階を加えた「痛みの４段階疼痛《とうつう》治療法」※2も行われています。

疼痛が２か月以上続くときは開胸術後症候群※3といわれる神経障害性疼痛で、プレガバリンを使用することが多くあります。

●痛みのものさし

VAS
10㎝の直線のなかで痛みはどの程度かを示す

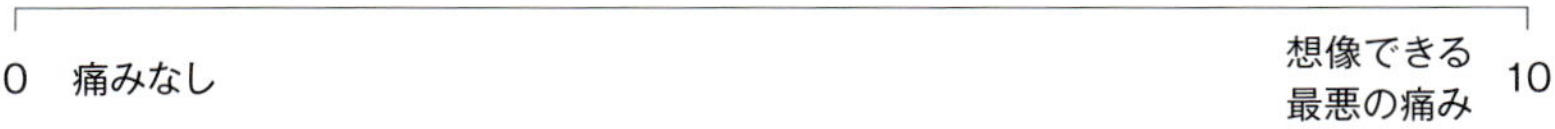

NRS
10 を最大の痛みとした場合に 0 ～ 10 の 11 段階で痛みを示す

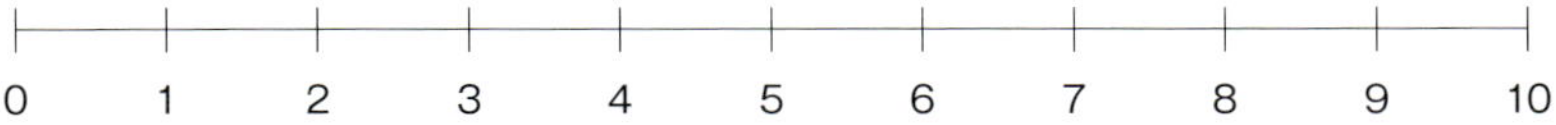

※2（痛みの4段階疼痛治療法）
第1段階の薬は、炎症を抑える薬で頭痛や生理痛など軽い痛みに使用される。第2段階の薬は、術後の痛みなどに使用される。第3段階の薬は脳や脊髄に作用して痛みを和らげる薬で、麻薬性鎮痛薬のモルヒネ、フェンタニル（肌に貼《は》るタイプの鎮痛薬）、オキシコドンを中心に使用。量の調整でたいていの痛みは解消できる。
　これでも効かない場合は、第4段階の神経ブロックが行われる。神経ブロックは、ペインクリニックの専門医によって行われる方法で、神経に麻酔を注入して、痛みの伝達を断ち切る（ブロックする）方法。がんが大きくなり神経を圧迫して痛みが生じる場合には、放射線でがんを小さくして痛みを緩和することもある。

※3（開胸術後症候群）
手術時の肋間《ろっかん》神経損傷が原因と考えられる痛み。略称PTPS。

3 退院後は定期的な検査を忘れずに

治療が終わっても、再発の可能性があるため、退院後は、5年間、外来で定期的に検査を受けます。

回復状態と再発発見のための治療後のフォローアップ

治療後のフォローアップは病院によって異なります。ここでは国立がん研究センターの例をあげます。

手術の場合は、手術後4～5日目に退院します。その後、通院して手術からの回復状態を確認します。1回目の通院は術後2週間目で、2週間おきに1～2回の通院になります。

その後、症状によって、1か月に1度、2か月に1度というように期間を延長していきます。4か月を過ぎると体調は回復し、以降、再発の確認がフォローアップの中心になります。順調なら、4～6か月に1度の定期検査へと変わります。再発がいちばん多いのは、手術後2～3年といわれ、これを境に再発率は低くなります。ただし、根治の目標である5年間、このフォローアップを続けます。

この間、体力と相談しながら社会生活に復帰をします。仕事への復帰は事務系なら退院して1か月後、体力を使う仕事なら3か月後くらいからが適当とされます。

なお、薬物療法、放射線療法の場合も、治療が完了したら、その後は手術の場合と同じようなスケジュールで、フォローアップのために通院します。

〔フォローアップでの検査項目〕
血液検査
胸部X線検査
胸部CT検査
喀痰《かくたん》細胞診検査
気管支鏡検査
転移検査
（国立がん研究センターの例）

体調がおかしいと思ったらすぐ連絡を

定期検査では、血液検査（腫瘍《しゅよう》マーカー）、尿検査、胸部X線検査、胸部ＣＴ検査などが行われ、治療後の体調の回復と再発の確認をします。突然どこかに強い痛みが出現したり、咳《せき》が出始めて止まらなくなるなど気になることがあれば、定期検査を待たずに診察を受けましょう。がんの再発ではないかと、患者さんがひとりで悩んでストレスを大きくし、そのために治る症状も解消されないことがあります。

また、心配事や悩みがあるときは、家族や病院のスタッフ、患者会の仲間などに率直に話してみましょう。病院のカウンセリングルームを利用するのもよいでしょう。多くの体験を聞くことによって悩みが解消されることも少なくありません。

補完代替医療で再発は防げない

治療後、多くの患者さんが再発防止を考えて、サプリメントや健康食品など代替医療を試みようとします。しかし、がんに効く、がんが治るといわれるサプリメントや健康食品に、医学的に有効と証明されたものはありません。

むしろ、あるサプリメントや食品は処方された薬にマイナスに作用することもあります。気持ちが動いたときは、医師や医療スタッフに尋ね、自分で情報を集め、どうしてもそれが自分に必要なものなのかどうかをよく考えましょう（１６７ページ）。

再発予防は、定期検査を欠かさないことが第一です。

4

肺がんはどのように再発するか

肺がんの再発は、原発巣近くの肺に局所再発する場合と、遠くの臓器に遠隔転移を起こして再発する場合とがあります。

再発と2次がんは異なる

再発とは、外科療法や薬物療法、放射線療法などで除去したがんが再び現れることをいいます。治療を行ったがんが完全に治りきらず、再び病巣として目に見える形ででてくることです。再発がんの組織型は治療したがんと同じです。これが治療したところに再びできる場合と、遠くの臓器にできる場合があります。前者を局所再発、後者を遠隔転移による再発[※1]といいます。

これに対して、もとのがんは根治したものの、別のがんが肺の別の場所に現れることがあります。これは再発ではなく2次がんといいます。多くは組織型が異なりますが、なかには組織型も似ているものがあり、区別がつかないこともあります。

再発と2次がんとはその後の治療の仕方が異なります。2次がんの場合は原発がんと同じように、外科療法や放射線療法の対象となりえます。一方、再発がんでは薬物療法が主体になります。

なお、ほかの臓器のがんが肺に転移してできるがんを転移性肺腫瘍《しゅよう》といいます。この転移性肺腫瘍の組織は、元の臓器のがんと同じ組織です。それによって、肺に再発したがんとの区別ができます。

※1〔遠隔転移による再発〕

肺がんは早期のうちから転移する可能性があり、また手術で切除しきれなかったがん細胞が、ほかの臓器に転移し、大きくなることがある。

局所再発と遠隔転移による再発

肺がんが局所的に再発する原因としては、手術のときにがんを完全にとりきれなかった場合が考えられます。遠隔転移による再発の場合は、治療前にすでに小さながんがほかの臓器に転移していたものの、検査で見つからずに、時間を経て大きくなったと考えられます。肺がんの場合、遠隔転移による再発が多く、再発がんのうちの約80％を占めるといわれます。また、肺以外の臓器にがんが見つかったときは、その臓器が原発のがんなのか、肺がんの遠隔転移なのかを鑑別することが大切です。遠隔転移のがんは治療した肺がんの組織と同じ組織型、２次がんの多くは組織型が異なる新たながんなので、がんの組織検査でわかります。

再発はほとんどが5年以内に起こる

肺がんの再発のピークは治療後2年目で、多くは2年以内に再発し、5年を過ぎると、肺がんの再発は急に減少します。そこで、再発がんの指標として5年生存率を使用し、５年間再発がなければ一応、肺がんは治癒したとみなします。肺がんの場合、10人にひとりはもう一度がんになる傾向にあるので、検診や人間ドックを最低でも年1回は受けたほうがよいでしょう。

再発を予防する方法には、これといったものがありませんが、大事なのは、定期検査をきちんと受け、異常を感じたときはすぐに受診し、もし、再発した場合はそのときに考えるとして、毎日を充実させて、生きることを優先させることです。

5

再発が疑われる症状

再発を疑う症状は、かならずしも咳や血痰など呼吸器に関するものではなく、ほかの臓器の症状として現れることもあります。

肺がんが転移しやすい部位

肺がんが再発・転移しやすい部位は、リンパ節でいえば、肺内、肺門、縦隔《じゅうかく》、鎖骨の上部にあるリンパ節です。臓器の場合は、局所再発では肺の内部、遠隔転移による再発では、脳、骨、肝臓、副腎[※1]などがあげられます。

再発しやすい場所は、がんの組織型によっても異なり、非小細胞肺がんのうち、腺《せん》がんは肺や骨に、小細胞肺がんは脳に転移することが多いとされます。

再発の多くは自覚症状から見つかる

肺がんの再発といっても、肺がんが進行したときのように、咳《せき》や血痰《けったん》、胸痛、発熱などの呼吸器に関係するような症状がみられるわけではありません。再発・転移しやすい場所からもわかるように、思いがけない臓器の違和感や異常が再発・転移の症状である場合が多いのです。

かといって、たとえば左腕の痛みが肺がんの再発・転移かと思ったら、老化による五十肩であったり、むりな運動をしたための肩の違和感であったりするなどの場合もあります。

※1〔副腎〕副腎は腎臓の上にある器官。糖代謝や血圧上昇に関するホルモンを分泌する。

最終的には、再発・転移は検査をしてみなければわかりません。そのためにも定期検査が重要になります。また、再発がんは早く見つけたからといって、かならずしも治癒に結びつくわけではありません。

●遠隔転移したときの症状

脳

脳に転移するとむくみが生じ、脳圧が高まって、頭痛や吐き気が生じる。再発した場所によっては、視力障害、運動障害、言語障害、認知障害などが起こる。

肺

再発しても初期の場合は無症状。再発は胸部X線写真、胸部CTによって発見される。

骨

遠隔転移で再発した部分に持続的な痛みが生じ、骨がもろくなって折れやすい。

肝臓

がんが広がると、疲労感が強く、だるく、食欲不振が生じ、黄疸が現れてくる。上腹部が腫れたり、痛んだりすることもある。

副腎

ほとんど症状がなく、再発がんが進行すると腹痛や背部痛が起こる。

〈骨への転移〉
骨への転移では、脊椎《せきつい》（頸椎《けいつい》や胸椎）、骨盤骨、肋骨《ろっこつ》、胸骨、大腿《だいたい》骨、上腕骨の骨幹部（二の腕のあたり）、頭蓋骨《ずがいこつ》などにみられる。

6

再発チェックのための検査

定期検査では、再発を見つけるために、血液検査、胸部X線検査、CT検査、喀痰細胞診検査、気管支鏡検査などが行われます。

定期検査では原発巣周辺の再発を検査

国立がん研究センターの場合、治療後しばらくすると、再発の発見が定期検査の目標となり、5年間は3か月に1度程度、症状や体調の問診、リンパ節の触診、血液検査（腫瘍《しゅよう》マーカー）、胸部X線検査などが行われます。また、年に1度程度、胸部CT検査が行われます。いずれも原発巣周辺のがんの再発を発見するためのものです。

遠隔転移の検査は検査値の異常や症状があるときに

肺がんの場合は再発の約80％が遠隔転移による再発といわれています。そのため、ふだんの定期検査で、原発巣周辺だけ検査対象としていてよいのか心配になります。

しかし、遠隔転移を発見しようと思っても、どの部位に再発しているのかはわかりません。脳や骨、肝臓など再発しやすい場所はありますが、全身のどこに再発してもおかしくはないのです。それを探し出すために検査を繰り返せば、患者さんに肉体的にも経済的にも大きな負担がかかります。そのため遠隔転移の有無を知る検査は、腫瘍マーカーや血液検査などで異常が見つかった場合、あるいは今までに感じたことがない気になる症状がみられる場合に行います。

再発発見のための検査項目

◎血液検査

採血により臓器の機能や炎症の有無などを調べる一般検査のほか、腫瘍マーカーをチェックします。

◎腫瘍マーカー

がんの再発を調べるときに血液から調べる検査です。がんが再発すると、血中にはがんがつくり出す特殊な物質や、がん細胞に反応して正常な細胞がつくり出す特殊な物質が放出されます。この物質は多くはたんぱく質や酵素、ホルモンなどであり、これを腫瘍マーカーといいます。

がんが小さいうちはほとんど基準値を示すことが多いですが、がんが大きくなるにしたがって腫瘍マーカーの値も大きくなる場合があります。それによってがんの進行度をチェックすることができます。

がんの種類によって高まる腫瘍マーカーは異なり、肺がんでは病巣の有無を知らせる陽性率がかならずしも高くはありません。肺がんの腫瘍マーカーとしてがん胎児

●肺がんのおもな腫瘍マーカー

腫瘍マーカー	基準値	特徴
CEA （がん胎児性抗原）	2.5ng/mL（RIA法） 5.0ng/mL（EIA法）	全肺がんで陽性率が高いが、胃がん、大腸がん、膵臓がんでも高くなる。
SCC （扁平上皮がん関連抗原）	2.0ng/mL以下 （IRMA法、RIA法） 1.5ng/mL以下（EIA法）	肺の扁平上皮がんで特異性が高いが、子宮がん、食道がんでも高くなる。
CYFRA21-1 （シフラ）	2.0ng/mL以下（RIA法） 3.5ng/mL以下（EIA法）	肺がんのなかでもとくに扁平上皮がんで特異性が高い。
NSE （神経特異エノラーゼ）	10.0ng/mL以下 （IRMA法、RIA法、EIA法）	小細胞肺がんのほかに神経細胞に特異性が高い。
ProGRP （ガストリン放出ペプチド前駆体）	70.0pg/mL未満（EIA法）	小細胞肺がんに特異性が高い。NSEとあわせて検査する。
SLX （シアリルLex-i抗原）	38.0Ug/mL以下（RIA法）	肺腺がんで特異性が高い。

RIA：放射線免疫試験、EIA：酵素免疫測定、IRMA：免疫放射定量測定

性抗原（ＣＥＡ）、扁平上皮《へんぺいじょうひ》がん関連抗原（ＳＣＣ）、シフラ（ＣＹＦＲＡ21-1）、神経特異エノラーゼ（ＮＳＥ）、ガストリン放出ペプチド前駆体《ぜんくたい》（ＰｒｏＧＲＰ）、シアリルLex-i抗原（ＳＬＸ）などがよく使われます。

腫瘍マーカーは多くの場合、マーカー値が高く出て、体内でがんが進行している可能性があることはわかっても、どこの臓器に病巣があるのかまではわかりません。たとえば腫瘍マーカーとして有名なＣＥＡは、肺がんだけでなく胃がんや大腸がん、膵臓《すいぞう》がんでも高い値を示します。多くの腫瘍マーカーはかならずしも特定の臓器の病巣を示すものではありませんので、いくつかの腫瘍マーカーを組み合わせて再発や進行を推定します。

◎画像検査

画像診断を行うために胸部Ｘ線検査や胸部ＣＴ検査を行います。胸部Ｘ線検査はがんの発見にもっとも簡便な方法で、おおむね3か月に1度行い、Ｘ線写真に写った胸部の陰影や陰影の増大などから再発を検討します。胸部ＣＴ検査は、胸部Ｘ線検査では発見しにくいような小さながんを見つける検査で、1年に1度程度、縦隔《じゅうかく》肺門部リンパ節や肺野《はいや》などを調べて、がん再発の有無をみます。

ＣＴ検査で影があったとしても、影の大きさが6㎜未満と小さくがん再発かどうかの判断が難しい場合は、経過観察となり、12か月後に再度検査をします。6～10㎜の場合は、3か月後に再度ＣＴ検査を行い、影が大きくなっていなければ、その後2年以上は定期的に経過観察を行うことになります。そのときのＣＴ検査で影が大きくなっていることが認められれば、精密検査を行って再発しているかどうかを確かめます。

ある程度の大きさの影がみつかっても、問題ないと判断されることがありますが、その後の画像検査で肺がんを疑われる影が見つかる可能性もあるので、その場合も３か月後に再度検査をします。３か月後の検査で見つかった影が15㎜未満であれば、その後数年間にわたって経過観察となります。

影があると聞くと不安になり、早く治療をしたいと思うかもしれません。しかし、確定診断のために生検《せいけん》を行ったり、小さながんを取り除く手術をしても、体の負担が大きく、かえってよくないことがあります。そのため、画像検査で小さな影が見つかった場合は、経過観察を続けます。ＣＴ検査についても、医療被ばくをできるだけ最小限にするため、画像にうつった影の大きさによって、次にＣＴ検査を受けるタイミングを検討します。

全身の転移を調べる検査

◎腹部ＣＴ検査・超音波検査・ＭＲＩ

肝臓や副腎などへの再発・転移がないかどうかを調べます。

◎脳ＣＴ検査・脳ＭＲＩ

脳への再発・転移がないかどうかを調べます。

◎骨シンチグラフィ

骨への再発・転移を調べます。

7 治療法が見つからなかった場合のパネル検査

標準治療がひと通り終了して、次の治療法がなくなった場合には、がん遺伝子パネル検査を行い、遺伝子異常をもとに新たな治療法を検討することがあります。

がん細胞のゲノムを調べるがん遺伝子パネル検査

がん細胞のゲノムを調べて、遺伝子異常やゲノム異常をターゲットに、ひとりひとりの患者さんに合わせた治療を行うことを、がんゲノム医療[※1]といいます。

がんゲノム医療を行うには、がんの遺伝子を解析して、標的となる遺伝子変異を見つける必要があります。そのために行うのが、がん遺伝子パネル検査です。がん遺伝子パネル検査は、高速で大量のゲノム情報を読み取ることができる次世代シーケンサーという解析装置を使い、数十から数百の遺伝子を一度に調べて、がんに関連する遺伝子の状態を確認します。検査の結果見つかった遺伝子変異に対して、効果が期待できる薬があれば、その薬を使った治療を検討します。

標準治療がひと通り終了したとき、または終了する見込みのときには、保険適用になっていない薬も含めて、次の薬物治療を検討するためにがん遺伝子パネル検査を行うことができます。検査の結果見つかった遺伝子異常をもとに、参加できる臨床試験や治験の有無を調べることもあります。

※1〈がんゲノム〉
ゲノムとは、遺伝子などの遺伝情報全体のこと。がん細胞は、なんらかの原因でゲノムが変化し、遺伝子が正常に機能しなくなって発生する。

がん遺伝子パネル検査を受けるには

標準治療がひと通り終了し、治療の方法がなくなった場合のがん遺伝子パネル検査は、２０１９年10月から保険診療で行えるようになりました。保険適用が認められるのは、標準治療がない原発不明がんや希少がんなどの固形がん、または局所進行もしくは転移があって標準治療が終了した固形がんの患者さんです。検査を受けられるのは、国が指定したがんゲノム医療中核拠点病院・拠点病院・連携病院※2で、ほかの病院で治療中の場合も、各地の指定病院で検査を受けることはできます。

がん遺伝子パネル検査では、採取したがん組織から遺伝子解析を行い、解析結果について複数の専門家からなるエキスパートパネルが検討します。その結果をもとに担当医と治療方針を検討します。治療につながる遺伝子異常が見つかった場合は、現在開発中の新薬の治験に参加する、または自分のがんでは保険適用外でもほかのがん種で承認されている薬を使う、という２つの選択肢があります。

しかし、がん遺伝子パネル検査を行っても、新しい治療につながるとは限りません。検査を受けた患者さんのうち、治療選択に役立つ可能性がある遺伝子変異が見つかるのは約半数の患者さんですが、使用できる薬がない場合もあり、実際に治療につながるのは全体の10～15％でしかありません。検査を受けるべきかどうかなど、担当医とよく話し合ったうえで検討してください。

※２（がんゲノム医療中核拠点病院・拠点病院・連携病院）
がんゲノム医療中核拠点病院は、がんゲノム情報にもとづく診療、臨床研究や治験の実施、新薬開発などの役割を担う医療機関で、全国に13か所ある。中核拠点病院と協力して現ゲノム医療の質向上などに取り組むがんゲノム医療拠点病院は全国32か所、中核拠点病院や拠点病院が指定するがんゲノム医療連携病院は２３２施設（２０２５年２月現在）。

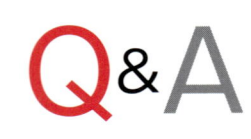

Q&A

Q 手術後の副作用や合併症などは、いつごろ起こるのでしょうか。

A 手術後に起こるのは、切除した手術部位の痛みや、手術中同じ姿勢をとっていたための筋肉痛や圧迫痛、手術中に肋骨《ろっこつ》など骨を持ち上げるために起こる肋間神経痛、ドレーン挿入部の痛みです。たいていは硬膜外麻酔によって痛みはかなり軽減します。鎮痛薬を使用することもあります。

もうひとつは息苦しさです。麻酔の気管挿入によって気管支粘膜が傷ついた痛み、切除による痛み、筋肉が引っ張られて起こる痛みなどから息苦しさが生じます。おなかに手を当てて、ゆっくり呼吸をすることでかなり落ち着きます。1週間ぐらいで徐々に解消され、痛みも軽減するので、それまでの辛抱です。

また、合併症として起こりやすいのは痰《たん》が十分に出せないために起こる肺炎です。咳《せき》をすると切開部分の傷口が開くのではないかと咳を加減しているうちに肺炎を起こすことがあります。多くは入院中の1週間以内に起こるのですが、この時期は病院の管理が行き届き、治療もすぐにできるので心配には及びません。

気になる症状があるときは、担当医や医療スタッフにすぐに申し出ましょう。

Q 抗がん剤の治療はつらいと聞きます。耐えられるか心配です。

A 抗がん剤の副作用は、嘔吐《おうと》やだるさ、口内炎、食欲不振、脱毛などが起こることがあり、身体的に不快であるだけでなく、心も傷めることがありました。しかし、抗がん剤も改良され、副作用の少ないものになってきています。強い作用がある抗がん剤でも、同時に副作用を軽減する薬を使用することによって、副作用のつらさを回避することができるようになりました。

また、抗がん剤の点滴薬は持続的に毎日使用されるのではなく、1週間に1度使用して、その後1週間の経過をみて、3~4週間は使用しない期間があり、間隔をあけてまた抗がん剤を使用します。使用したその日がいちばんつらく、1週間以内に徐々につらさも軽減していきます。上手に気分転換しながら、抗がん剤治療を受けていきましょう。

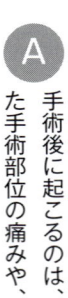

第4章
肺がんが再発・転移したら

肺がんの場合、再発・転移が見つかったときには治療法はおもに薬物療法になります。骨や脳など、がんの転移した部位により放射線療法が行われることもあります。また、再発・転移による痛みや苦しみを感じたときには、どのような時期にも緩和ケアを受けることができます。

1 がんの再発・転移が見つかったら

がんが再発・転移した場合、薬物療法や、放射線療法によりがんの進行を抑え、できるだけ長く元気に過ごすことが目標になります。

再発がんの治療は抗がん剤が中心

再発がんでは、がんが肺以外の組織にもみられることが多いので、治療法は抗がん剤使用を中心とした全身治療になりますが、がんの大きさが半分になる確率は2割程度です。一方で抗がん剤による副作用は、最初の原発がんを治療するときと同様に現れます。肺がんの再発の場合は骨や脳に転移することが多いのですが、それとともに痛みを感じたり、脳転移では頭痛やめまい、ふらつきといった神経症状をともなうことがあります。これらの症状に対しては放射線療法や対症療法[※1]などで痛みや苦痛を緩和しつつ、日常生活を送ることができるようにします（126ページ）。

脳転移に対する放射線治療では、転移数が少なければがんの進行を抑える可能性が高いピンポイント照射（定位放射線治療）を行います。また、一部の骨《こつ》転移や全体として転移箇所が少ないような場合にも、ピンポイント照射が積極的に行われるようになってきています。

薬物療法には、延命効果と症状を和らげる効果がある

小細胞肺がんには抗がん剤の効果がありますが、非小細胞肺がんで全身に転移し

※1〔対症療法〕
発熱したら熱を下げる処方をし、吐き気があれば吐き気を止める制吐剤を処方するというように、病気を根本から治療するのではなく、症状を解消するための治療法を対症療法という。

再発したときに、はたして薬物療法は効果があるのかどうかに関しては、当初はっきりしていませんでした。しかし、今では延命効果があることがはっきりしています。ただし、治療にも限度があります。治療を始めたころには効果があっても、徐々に効果がなくなってきたり、治療を受けたくても治療薬の効果が期待できなくなった段階で治療の継続は難しくなります。

●非小細胞肺がんの再発の治療

◎原発がんの治療で薬物療法を行っていない場合や薬物療法がよく効いた場合に薬物療法
◎痛みや苦痛を緩和する緩和療法
◎骨転移や脳転移に対する放射線療法

●小細胞肺がんの再発の治療

◎原発がんに効果のあった抗がん剤による化学療法
◎ほかの有効な抗がん剤による化学療法
◎再発部位に対する放射線療法
◎痛みや苦痛を緩和する緩和療法

再発がんを受け入れるために

がんに罹患《りかん》した人の半数は、精神的なダメージを受けるといわれます。自分の考えや感情を表せない「抑うつ」状態に陥ったり、落ち着きがなく、興奮して行動する「せん妄」が認められたりします。

恐怖を克服し、がんと闘い、ようやくひと段落ついたと思ったころに再発がんが見つかった場合、患者さんにとっては、初めてがんが見つかったときよりも受け入れがたいことでしょう。

そのようにつらいと思うことは当然のことです。つらいという気持ち、また身体的な苦痛があれば、それを医師に伝えるようにしましょう。自分がこれからの生活に望むこと、快適でいられる方法を選択し、自分の納得がいく生活を考えていきましょう。もちろん家族の支えも大事です。家族は、あるがままの本人を受け入れ、話に耳を傾け、本人の気持ちを肯定し、スキンシップをとるようにしましょう。

2 再発・転移がんで薬物療法を受けるとき

肺がんが再発・転移したときは、薬物療法が治療の中心になります。前回使用した薬かどうか、がんの組織型、遺伝子検査、全身状態などで薬が選ばれます。

非小細胞肺がんには、遺伝子検査などで治療薬を選択

前回の治療で薬物療法を行っていなかった人には、抗がん剤などの一次療法から始められます。前回の治療で薬物療法を行っていた場合は、別の種類の治療薬が選ばれます。

細胞の設計図である遺伝子のうち、がんの発生に直接かかわる遺伝子をドライバー（運転手）遺伝子、発がんには直接関係していない遺伝子変異はパッセンジャー（乗客）遺伝子と呼びます。肺がんでは、がん細胞のみにドライバー遺伝子変異が見られることが多く、ドライバー遺伝子変異によってできたたんぱく質を標的とする分子標的薬治療によってがん細胞の増殖を抑えることができます。（79ページ）

◎非扁平上皮がん

非《ひ》扁平《へんぺい》上《じょう》皮《ひ》がんの再発・転移では、かならず遺伝子検査が行われ、効果の期待できる薬剤から選択していきます。

ＥＧＦＲ遺伝子変異は肺腺《せん》がんの約40％で見られる変異で、ゲフィチニブ、エルロチニブ、アファチニブ、ダコミチニブなども使用可能ですが、オシメルチニブを用いた治療が一般的です。エルロチニブとラムシルマブの併用療法、オシメルチニ

●非小細胞肺がんの遺伝子変異の治療方針

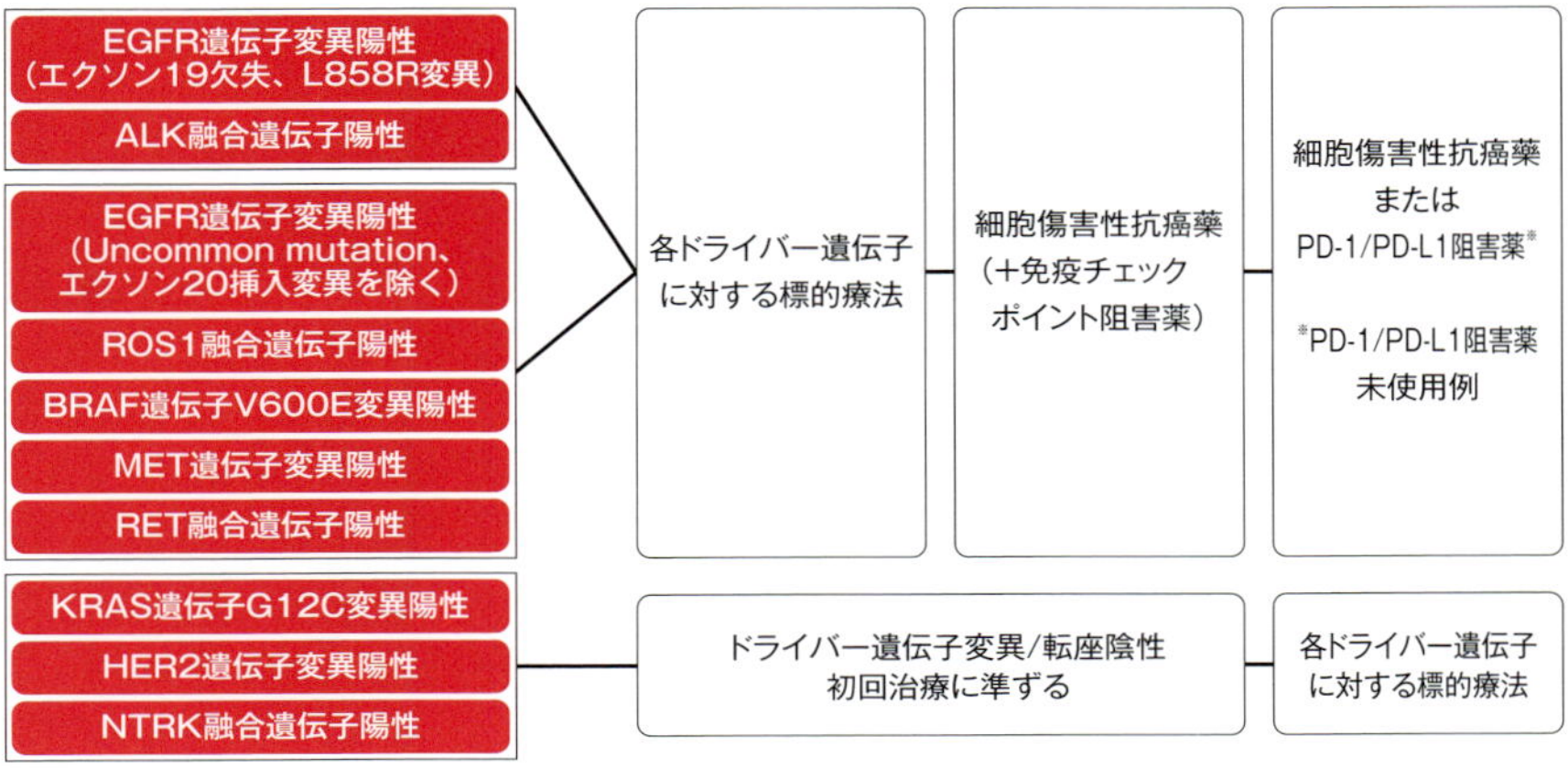

ブと点滴の抗がん剤の併用療法も選択肢となっています。

ALK《アルク》融合遺伝子変異がある場合の一次治療では、アレクチニブがもっとも推奨されていて、10人中9人でがんが縮小し、半数で3年以上効果が持続します。

RET《レット》融合遺伝子に変異がある場合は、セルペルカチニブを単剤で使用します。

ROS1《ロスワン》遺伝子変異がある場合は、クリゾチニブ、エヌトレクチニブの2種類が使われます。近い将来承認されるとみられるレポトレクチニブは、一次治療の2剤が効かなくなった患者さんにも有効な可能性があるとされています。

BRAF《ビーラフ》遺伝子変異がある場合は、BRAF阻害薬の※1ダブラフェニブとMEK《メック》阻害薬のトラメチニ

※1〔ダブラフェニブとトラメチニブ〕
ダブラフェニブとトラメチニブを併用すると単剤使用に比べて強力な腫瘍《しゅよう》縮小効果をもち、耐性も獲得しにくいとされる。副作用に発熱、悪心《おしん》、下痢、嘔吐《おうと》、疲労、心障害、肝機能障害、間質性肺疾患、深部静脈血栓《けっせん》症、肺塞栓《そくせん》症、脳血管障害など。

ブの併用療法を行います。

ＭＥＴ《メット》遺伝子変異がある場合のＭＥＴ阻害薬としては、テポチニブ、カプマチニブ、グマロンチニブがあります。これらの薬の効果が乏しくなったら、プラチナ製剤との併用療法を行います。

ＫＲＡＳ《ケーラス》遺伝子の変異を標的とする分子標的薬はありませんでしたが、２０２２年1月にソトラシブが保険承認されて、肺がん治療で使えるようになりました。

ＮＴＲＫ《エヌトレク》融合遺伝子の変異の場合は、エヌトレクチニブ、ラロトレクチニブを使います。これらの薬が効かなくなったときはプラチナ製剤の併用療法を行います。

◎扁平上皮がん

扁平上皮がんには、シスプラチンなどのプラチナ製剤にゲムシタビンなどを加える多剤併用療法やカルボプラチン併用療法が行われます。

扁平上皮がんでは遺伝子検査はかならず行われるわけではありませんが、遺伝子変異がある場合には、それぞれの遺伝子に応じた分子標的薬が使用されます。ＰＤ-Ｌ1が腫瘍《しゅよう》細胞の50％以上に発現している場合には、免疫チェックポイント阻害薬のペムブロリズマブが単剤で使用されます。

遺伝子検査が陰性で、ＰＤ-Ｌ1の発現が50％未満、もしくは検査結果が不明の場合は、免疫チェックポイント阻害薬のニボルマブ、抗がん剤の順に薬を選んでいきます。

扁平上皮がんで全身状態が低下している場合には、薬物療法は行わず、緩和ケアを優先します。

小細胞肺がんは、身体状況をみて抗がん剤を選択

小細胞肺がんは抗がん剤で縮小しやすいがんですが、治療後に、再発・転移した場合には治療が難しいことがあります。

再発がんに使用する抗がん剤に標準化されたものはありませんが、シスプラチン、エトポシド、イリノテカンの併用、あるいはノギテカン（製品名ハイカムチン）やアムルビシン（製品名カルセド）などの単剤療法から選ばれることが一般的です。条件が整えば、前回の治療に用いられた薬剤を使用することもあります。

全身状態が低下している場合には、抗がん剤による副作用が強く現れることがあるため、緩和ケアを優先します。

限局型（35ページ）には、シスプラチンとエトポシドの併用療法（ＰＥ療法）が一般的ですが、高齢者にはカルボプラチンとエトポシドの組み合わせ（ＣＥ療法）に変更することがあります。

また、抗がん剤治療開始２日目から放射線療法を併用することがあります。がんが完全に消失した場合には、脳へ転移する頻度が高いことから、あらかじめ脳に放射線治療を実施する、予防的全脳照射（98ページ）が行われます。

進展型では、シスプラチンとイリノテカンの併用療法（ＰＩ療法）が一般的です。イリノテカンで、重い下痢の副作用が現れた場合には、エトポシドに交換します。また高齢者では、腎臓への負担の少ないカルボプラチンとエトポシドの組み合わせを用いることがあります。進展型では、予防的全脳照射は行われません。

3 苦痛を和らげる緩和ケア

がんが再発すると、多くは薬物療法を中心にしながら、副作用も同時に和らげていきます。抗がん剤などが継続できなくなったら、緩和ケアに移行します。

日常生活を送るために、苦痛を緩和する

がんの治療前や治療中、治療後にかかわらず、からだや心のつらい症状を抑える治療を受けることは、日常生活を送るうえでも重要です（１４８ページ）。

病気のどのような時期（病期）でも身体的な痛みや苦痛を取り除いたり、精神面も含めたケアを継続したりすることができます。抗がん剤の副作用にはあらかじめ対策が講じられるようになっていますが、副作用が現れたときには、副作用を緩和する支持療法（94ページ）を受けることができます。また全身状態が低下して、薬物療法を休止しなければならない場合には、肺がんによるつらい症状を緩和するために鎮痛薬（１５０ページ）が用いられます。

がんそのものへの治療が困難になっても、緩和ケア病棟（１５６ページ）へ入院したり、自宅での緩和ケア（１５８ページ）を受けながら日常生活を送ったりすることができます。

どの方法を選ぶかは、患者さんの体調や必要な緩和ケアの内容、希望などによって決めますが、どれかひとつだけを選ぶものではなく、どのように過ごしていきたいかをよく考え、患者さんと医師とが話し合って決めていきます。

〔抑うつ〕
がんに罹患《りかん》すると半数は一時的に抑うつ状態になるといわれる。抑うつには2種類あり、ひとつは反応性抑うつ、もうひとつは準備的抑うつという。

反応性抑うつは、平和な家庭、仕事、健康などを失ったことが原因で抑うつ状態になり、生活上、経済上にトラブルが生じる。これを立て直すためには家族や医療スタッフ、医師、医事相談員などが積極的に介入する必要がある。

準備的抑うつは、これから失うことが気がかりで抑うつ的になる場合で、「頑張って」という励ましや元気付けはあまり効果がなく、むしろ黙って話を聞く、スキンシップで安心感を与えるなど、無言の支援が心を解きほぐしてくれる。

薬物療法が効かなくなったとき

再発がんの治療を続けているうちには、抗がん剤などが効かなくなり、有効な治療法がなくなることもあります。そのような場合も、苦痛や不快症状を取り除く緩和ケアを継続することはできます。

緩和ケアだけを受け続けることは、あまり意味がないと考える人もいますが、緩和ケアは、その人の生活の支障を改善するための有効な医療も提供します。明らかに有効性がない抗がん剤治療を続けることのほうがからだへの負担が大きいこともあります。

緩和ケアにより、肺がんにみられる骨や首などの痛みや呼吸の苦しさなどの症状が軽くなれば、日常生活を送ることが楽になり、時間を有意義に使うことができます。また、これからのことを考えたり、自分の療養の場所や方法の選択を広げたりすることもできます。

緩和ケアを勧められたときには、自分はこれからどのような日常生活を送りたいのかを考えることが、療養の選択のポイントになります。療養の場所として、緩和ケア病棟、一般病棟の緩和ケアチーム、外来の緩和ケア、自宅などが考えられます（148〜163ページ）。療養の場所によっては、痛みや苦痛を軽減するための医療器具などの準備が必要になることもあります。

このような選択肢のなかから、患者さんはあせらず、時間をかけてじっくり考え、医師と相談して今後の方針を決定しましょう。その際には家族や親しい人の意見を聞いてみるのもよいでしょう。

条件によっては、臨床試験に参加して新しい治療法を試みることもできます（164ページ）。

医学の進歩は、多くの人が研究段階の治療に協力して、有効な治療法として成長させていくところにあります。

現在も、さらに新しい治療法が研究開発されており、臨床試験の段階にあるものも少なくありません。それに協力するのもひとつの方法です。

また、切羽詰まった気持ちから健康食品などのサプリメントに飛びつきたくなる人もいるでしょう。しかし、これらは医学的な有効性は証明されていません。注意が必要です。

家族は、患者さんや担当医といっしょになって、患者さんがどこで療養したらよいか、どのように治療をしたらよいか、今後の療養の選択について考える大切なメンバーです。患者さんができることは何か、家族ができることは何かを考えていき、患者さんを支えていきましょう。

4 再発がんの痛みをとる

肺がんによる痛みのなかでも多いのが、骨の痛み、肩や腕の痛みです。WHOの3段階除痛ラダーと放射線療法により痛みを緩和します。

骨転移による痛みを緩和する

肺がんは骨に転移しやすく、頸椎《けいつい》・胸椎・腰椎などの脊椎《せきつい》、骨盤、肋骨《ろっこつ》、胸骨、四肢《しし》骨、頭蓋骨《ずがいこつ》などに転移します。がんが骨に転移すると痛みや骨折が生じることがあります。進行すると脊髄《せきずい》圧迫によるしびれや麻痺《まひ》、高カルシウム血症の原因にもなり、日常生活に支障をきたすようになることがあります。もちろん、骨《こつ》転移をしても痛まないこともあります。また、痛みや骨折などが起こってから骨転移が発見されることも少なくありません。

骨転移が見つかったら、がんそのものの治療とあわせて、骨に対する治療（骨転移の進行抑制）と、骨転移による痛みの緩和、骨折などの予防・治療が行われます。

骨転移の痛みを和らげるためには、WHO３段階除痛ラダー（151ページ図）に従って、おもに非オピオイド鎮痛薬（150ページ）、オピオイド鎮痛薬を用いて治療します。また、放射線治療も骨転移の痛みの治療として効果的です。最近ではビスホスホネートの点滴やデノスマブの注射を行うことで骨転移の症状を和らげることも行われています。また、保険診療のひとつとして経皮的椎体形成術[※1]（骨《こつ》セメント）もあります。

※1〔経皮的椎体形成術（骨セメント）〕
椎体骨のもろく弱った部位に骨セメント製剤を注入して、骨を補強する治療法。骨粗しょう症のみならず、肺がんの骨転移による痛みも緩和することができる。

骨転移に対する放射線療法は、おもに痛みの緩和、もろくなった骨の安定（骨折予防）、脊髄圧迫による麻痺などの解消のために用いられます。

緩和的放射線療法により痛みの軽減効果が出るのは、照射を始めてから2〜6週間後とされています。鎮痛薬も併用しますが、放射線療法が有効ならば徐々に薬の量を減らせることがあります。また、もろくなった骨が安定するには2〜6か月が必要と考えられますので、どの程度で普通の生活に戻していくかは、担当医と十分に話し合って決めましょう。痛みが和らいでも骨に負担がかかる大きい運動や動作はしないようにして、骨折には十分に注意しましょう。

肺がんによる、肩や腕の痛みを緩和する

肺がんそのものが原因となって生じる痛みには、脊髄圧迫症候群※2や腕神経叢障害《わんしんけいそう》※3などがあります。脊髄圧迫症候群は肺がんそのものや脊椎に転移したがんが脊髄を圧迫することで、背部痛、肩などの痛みや筋力低下、感覚異常などを生じます。痛みを和らげるためには、ＷＨＯ３段階除痛ラダーに従った薬物療法と、鎮痛補助薬を併用することもあります。

一方、腕神経叢障害は肺がんが腕神経叢に浸潤《しんじゅん》する（広がる）ことで、肘《ひじ》、前腕中央、指などの痛みやしびれ感、筋力低下を生じます。こちらの治療は、非オピオイド鎮痛薬とオピオイドの使用で痛みを和らげますが、抗けいれん薬、抗うつ薬、ＮＭＤＡ受容体拮抗《きっこう》薬※4、抗不整脈薬、コルチコステロイドなど特殊な痛みに用いられる薬を使用することもあります。

※2〔脊髄圧迫症候群〕
がんが背骨（脊椎）に転移し増殖すると、脊椎のなかの脊髄を圧迫するようになる。この結果、手足にしびれや麻痺が起こることがある。

※3〔腕神経叢障害〕
脊髄の神経（中枢神経）は枝分かれして腕や手へ広がるが、鎖骨周辺では分岐した神経が束となって膜につつまれている。これを腕神経叢という。この部分をがんが圧迫するようになると、腕のしびれや脱力感を起こすことがある。

※4〔NMDA受容体拮抗薬〕
N-methyl-D-aspartate受容体拮抗薬。鎮痛薬と併用することで鎮痛効果を高め、ある条件下で鎮痛効果を示す薬物で、ケタミンが代表的な薬剤。

Q&A

Q 退院後の生活はどのような点に注意すればよいのでしょうか？

A 外科療法を受けた後では、手術による傷が落ち着くまで、からだを締め付けるような衣服は避けて、ゆったりとした衣類を着用するようにします。

◎運動面の注意

入院したことにより運動量が不足し、筋肉が萎縮《いしゅく》したり筋力が低下したりします。むりをしない程度の腕の上げ下げや腕の回旋の運動、足腰を鍛えるウォーキングなどを続け、筋肉や筋力を鍛えましょう。

重いものを持ったり、高いところのものを取ったり、高いところにものを上げたりするような動作は、からだが慣れてきてから行うようにします。

階段の上り下りも、初めは息切れを起こさないように、上るときは息を吐きながら、下りるときは息を吸いながら、ゆっくり行動するようにしましょう。

ゴルフやバットの素振りなどの瞬発力が必要な運動、また息切れを起こすような運動も半年ほどは中止します。

◎感染症の注意

肺炎を予防するためには、人ごみを避け、外出先から帰宅したら、手洗い、うがいは忘れずに行います。

痰《たん》をよく出すためには部屋を乾燥させないように注意して、エアコンを使用するときには同時に加湿器などを利用して湿度を調節しましょう。

◎生活習慣の注意

肺を一部切除した場合には、肺活量が減っています。肺がんの原因がたばこではないとしても、禁煙しましょう。お酒は飲んでもかまいませんが、適量を心がけることが大事です。

食生活では、食べてはいけないものはとくにありません。おいしく食べられるようにくふうしましょう。

ただし、息切れしやすい場合には、刺激が強い食品などを摂取すると、息切れが促されることがあるので避けたほうがよいでしょう。

食べすぎも横隔膜を押し上げ、肺活量を制限することになるので息切れのもととなります。

腹八分目を心がけ、食物繊維を摂《と》り、息切れを促す肥満や便秘を予防しましょう。

第5章 心のケアと療養のこと

がんと診断されてからの、病院の探し方やセカンドオピニオンの聞き方など、納得して治療を受けるための基本をまとめました。緩和ケアや療養生活についても、よく理解したうえで治療を進めてください。

国立がん研究センター「がん情報サービス」のホームページでは、より詳しく解説してありますので、ぜひ参照してください。

1

がんと診断されたら

がんと診断されると、疑問や不安、怒りなどがいちどに襲ってきます。気持ちを整理するためにも、まず、身近な家族や友人に話を聞いてもらいましょう。

悩みを自分ひとりで抱え込まない

日本人のおおよそ2人に1人が、どこかのがんと診断される時代ですが、自分ががんになることを想定して人生を送っている人は少ないでしょう。たとえ予期していたとしても、がんであると診断されるとショックを受け、心の動揺とストレスが生じます。

「検査や診断に間違いがあったのでは?」「自分ががんになるはずがない」という疑いや否定の気持ちと、「家族にどう話したらよいか?」「これから自分や家族はどうなる?」「家計や治療費は?」などの不安や悩みがいちどに襲ってきて、何から考えてよいかわからなくなる人がほとんどです。また、「まじめに生きてきたのに、なぜ私が……」などと怒りがわいてくる人もいます。

がんと診断された直後は、何も考えられなくなっているでしょうが、自分ひとりですべてを抱え込むと、ますます不安感が増大してきます。まず、今の気持ちを身近な家族か信頼できる親しい人に聞いてもらいましょう。不安、悲しみ、怒りなどの感情も抑え込もうとせず、話すことで気持ちが楽になります。がんについての情報を得るには、インターネットで国立がん研究センター「がん情報サービス」のホ

※1〔『患者必携　がんになったら手にとるガイド』〕
がん対策推進基本計画にもとづいて、がんと診断された患者さん向けに療養生活での不安や悩みへの対応やがん医療のことなどの情報をまとめた冊子で、国立がん研究センター「がん情報サービス」から閲覧できる。書店での購入も可能（定価880円+税、学研メディカル秀潤社）。

※2〔がん拠点病院〕
正式には「がん診療連携拠点病院」といい、全国どこでも質の高いがんの医療が受けられることを目的に、都道府県知事が推薦し、厚生労働大臣によって指定された施設。医療内容、設備、がん関連情報の提供などについて一定の基準を満たしていることが条件とされ、全国で400施設が「都道府県がん診療連携拠点病院」と「地域がん診療連携拠点病院」「特定領域がん診療連携拠点病院」などに指定されている。また「地域がん診療病院」に指定された61施設がある（2024年4月1日現在）。

ームページを見ると、がんについて必要な知識、患者さんにとって必要な情報をとりまとめた「患者必携※1 がんになったら手にとるガイド」などの情報を入手できます。身近な人に話せないときは、地域のがん拠点病院※2にあるがん相談支援センター※3や、患者会※4などに相談することもできます。

時間の経過とともに気持ちが和らいできたら、治療に向けての準備をします。といっても、気持ちの整理や今後の生活の備えをいちどにできる人はいません。ひとつずつ対処していきましょう。

たとえば病気についての疑問点や不明な点を、担当医に聞くためにメモしたり、治療のための情報を集めてみるとよいでしょう。

がんと診断された後、治療が始まるまでに何をしたらよいか

家族や親しい人に話を聞いてもらう
（がん相談支援センターや患者会に相談することも）

↓

自分のがんについての情報を集める
（「がん情報サービス」のホームページを活用、後で医師などに聞くためメモをとる）

↓

治療に向けての準備をする

↓

医師から自分の病気、治療方針についての説明を受け、疑問点を質問する

↓

必要に応じて、セカンドオピニオンを受ける

↓

療養手帳をつくる

↓

治療に臨む

※3（がん相談支援センター）
がん拠点病院に設けられ、検査や治療、今後の療養や生活上の心配など、がんの医療にかかわる質問や相談に、専門の看護師やソーシャルワーカーなどが応じてくれる。患者さんやその家族が地域の居住者であれば、その病院にかかっていなくても無料で相談できる。対面だけでなく、電話などによる相談にも対応していて、匿名の相談もできる。医療機関によっては「医療相談室」などの名称のところがある。

がん相談支援センターのロゴマーク（実際のマークはオレンジ色）

※4（患者会）
「○○がん患者会」「サポートグループ△△」などの名称で活動する患者さんの集まり。同じような悩みや問題を抱えた参加者同士で情報交換ができる。精神腫瘍科医、看護師、カウンセラー、ソーシャルワーカーなどが加わる会や、家族も参加できる会もある。

2 家族はどのように向き合うか

本人の話を聞き、気持ちを共有することが大切。励ましは、本人の孤立感を深めることがあるので注意。家族のからだや心の健康にも留意しましょう。

本人の気持ちを理解しつつ、自分自身も大切に

がんの疑いから治療が始まるまでの期間は、精神的に大きな衝撃を受けながらも、さまざまなことを検討して対処しなければいけません。そんななかで本人が安心して治療に臨めるように、自分なりのいたわりや手助けの仕方を考えていきましょう。

■本人の気持ちや希望を理解する

がんと診断された本人は、不安と落ち込みを感じ、眠れなくなったり、食欲がなくなったりもします。そのような状態の本人に接するときは、むりに何かを言おうとしたり、気を使ったりしないこと。本人の気持ちを100％理解することはできませんが、一生懸命相手を理解しようとする姿勢や、悩みながらコミュニケーションを重ねていくことは本人にも伝わり、家族の存在が大きな支えになります。

患者さん本人は、混乱して冷静な判断ができなくなったり、担当医にうまく希望が伝えられなくなったりすることがあります。そんなときに家族が冷静になって診察に同行してくれて助かったという患者さんもいます。逆に、家族のほうが感情的になってしまい、患者さんと衝突してしまうという例も少なくありません。あくまでも治療の主役は患者さんであることを念頭に置いて、ご本人が納得して選択でき

※1〔第二の患者〕
がんになると、家族にも身体的・精神的・社会的・経済的な負担やストレスが増える。そのため心のケアやサポートが求められている。こうしたことから、がん患者の家族は「第二の患者」と呼ばれることがある。

るよう話し合いを重ねていくことが大切です。

■情報とうまく付き合う

がんと診断されてからさまざまな検査が終わるまで、病気の進行度や治療方針も定まりません。診察から治療が始まるまでの時間を利用して情報を集め、病気や治療に対する知識を深めておくことも大切な準備です。それにより気持ちにゆとりをもって治療が受けられるようになります。

また、家族もいっしょに適切な情報を得て理解を深めることは、患者さん本人の不安を減らし、現実的な見通しを立てることにも役立ちます。「がん情報サービス」を利用したり、情報の集め方がわからないときには「がん相談支援センター」でサポートを受けたりすることができます。

■家族が自分自身も大切にする

家族ががんと診断されれば、本人と同じように混乱して不安な気持ちになります。そのため、がん患者の家族は「第二の患者」[※1]といわれています。「気づかなかった」と自分を責めたり、「家族を失うかもしれない」というつらさを感じながら、「自分がしっかりしなければ」と追い詰められてしまうこともあり、家族に心のケア[※2]が必要になることも少なくありません。治療する本人を案じるあまり、家族は自分のことを後回しにしてしまいがちですが、患者さんを支えるためにも、家族自身の気持ちや体をいたわることが大切です。我慢をしないで、医師、看護師、心理士[※3]や、心のケアの専門家に相談しましょう。（参照＝国立がん研究センターがん情報サービス「治療と生活／症状を知る／生活の工夫／ご家族、まわりの方へ／家族ががんになったとき」）

※2〔心のケア〕
患者さんやその家族の心の問題は、担当の医師や看護師のほか、心療内科医、緩和ケア医、心理士などに相談する方法もあり、場合によっては精神腫瘍科（精神科）の医師の治療が必要になることも少なくない。精神科と聞くと、がんの診療に関係ないと思う人もいるが、精神的な側面からの診療が、がんの治療にプラスになることも多い。がんの患者さんや家族の心のケアを専門に行う医学を精神腫瘍学（サイコオンコロジー）という。

※3〔心理士〕
心理学の知識を生かしたカウンセリングなどによって、患者さんの心理的なサポートをする専門家。心理士がいる医療施設は、増えつつあるが、どのようにサポートを受けたらよいかは、担当医やがん相談支援センターなどに問い合わせることができる。

3 信頼できる情報を集める

病気についての対処は、まず、がんについての情報や知識を集めることから始めましょう。知識を得ていくなかで、少しずつ客観的な判断ができるようになるものです。

情報が不足していると不安感が強くなる

正しい情報や知識は、客観的に物事をみるうえで助けになります。反対に、情報や知識が不足していると、漠然とした不安感が増大し、悲観的に考えたり、いい加減な情報に振り回されがちになります。

病状を説明された直後は、情報を冷静に判断したり、客観的に物事をとらえるのは難しいかもしれませんが、気持ちが落ち着いてきたら、説明された内容を整理しておきましょう。そして、わからないことや疑問点を調べていくとよいでしょう。

近年は、パソコンやスマートフォンを使って、インターネットからさまざまな情報を入手できるようになりました。ただし、多すぎる情報のなかからどんな治療を選択してよいか迷ったうえ、治療を先送りしてしまうことがないように注意したいものです。

[※1]インターネットから入手した情報が正しいかどうか、ひとりで悩むのではなく、家族や親しい人にも相談するとともに、担当医・看護師などに確認してください。信頼できるウェブサイト以外からのものは、虚偽や誇張のものもあり、特定の医療機関への受診や、特定の治療法へ誘導しようとするサイトは、参考にしないほうが

〔入院時のパソコンと携帯電話〕
病院の規則によって、パソコンや携帯電話を使えるところと使えないところがあり、個室や共用スペースでだけ使用できる場合などがある。いずれも消灯時間後の使用などに規制があり、同室の人への配慮なども必要。

※1〔インターネットから入手した情報〕
どのような人や機関が、どんな目的で発信しているかなどの信頼度、情報が新しいかどうかなどを見極めることが大切。国立がん研究センターの「がん情報サービス」、（公益財団法人）神戸医療産業都市推進機構の「がん情報サイト」、各種がんの学会などへのアクセスから始めたい。

よいでしょう。個人の体験をつづったブログなどは、患者さんにとってとても参考になるものも多数ありますが、あくまでその人の個人的体験であり、すべての人に当てはまるとは限らないことを心に留めておく必要があります。

そのほか、書籍や雑誌を購入したり、地域の図書館を活用することも考えられます。地域の公共図書館で健康医療情報コーナーを設けているところや、大学医学部・医科大学の図書館で、一般の人が利用できるところも増えてきています。※2

また、専門の学会などによって「診療ガイドライン」※3がつくられ、その情報を患者さん向けにわかりやすく説明した患者向けガイドラインが出版されたり、インターネット上に公開されたりしている場合があります。

一方、患者さんの数が少ないがん（希少がん）については、十分な情報が公開されているとはいえない状況が続いていますが、がん相談支援センターなど、相談窓口で必要な情報を探してもらうこともできます。

医学情報以外のことを知るには

がんの治療については、自分の病気をもっとも把握している担当医から多くの情報が得られます。しかし、治療の前後には、現在の生活を維持できるのか、治療費などの経済的な負担はどうすればよいのかなど、医学的知識以外のことも心配になってくるでしょう。こうした不安や疑問に対しては、がん相談支援センターや医療相談室などの相談員やソーシャルワーカー※4が支えになってくれます。また、ほかの人たちの体験談なども参考になります。

※2〔大学医学部・医科大学の図書館〕
情報公開の理念にもとづき、大学医学部・医科大学の図書館には、一般の人が利用できるところがある。診療ガイドラインや少し専門的な資料に目を通したいときに便利。

※3〔診療ガイドライン〕
それぞれの病気や病状について、施設間の診療格差をなくし、治療効果が期待できる標準治療を広め、医療者と患者さんの相互理解を深めることなどを目的として、学会などによって作成された診療指針。一部のがんについては、患者さん向けのガイドラインの解説が整備されているものもある。

※4〔ソーシャルワーカー〕
社会福祉活動に携わる専門家。家族の問題、医療費などの経済的なこと、医療・介護制度、退院後の療養生活や在宅医療など、生活全般について、相談に応じてくれる。ソーシャルワーカーによる相談を定期的に行っている病院もある。

4

セカンドオピニオンを聞くには

担当医の治療方針に疑問や不安がある場合などに、別の医師に意見を聞くことができます。担当医の意見（ファーストオピニオン）を理解しておくことも大切です。

治療方針に疑問や不安があるときに

がん治療では、がんの種類ごとに標準治療※1が確立していますが、個々の患者さんへの適用などについては、医師によって意見が異なる場合があります。現在の担当医から示された治療方針に疑問や不安があるときに、別の医師に意見を聞くことをセカンドオピニオン（第2の意見）といいます。

セカンドオピニオンを受けることで、担当医の意見を別の角度から確認することができますし、同じ診断や治療方針を説明されたとしても、病気の理解が深まります。また、別の治療方法が提案された場合でも治療の選択肢が広がるなど、患者さん自身が納得して治療を選択することができます。

セカンドオピニオンを受ける前には、担当医の意見（ファーストオピニオン）をしっかり聞いて、十分に理解しておくこと。自分の病状や進行度、なぜその治療法を選ぶのかといったことを理解できていないままでは、別の医師の話を聞くことで、かえって混乱が深まることがあります。病状によってはなるべく早く治療を始める必要があり、セカンドオピニオンを受けている時間的な余裕がないこともあります。セカンドオピニオンの準備段階では、そういったことも含めて担当医に確認します。

※1〔標準治療〕
現時点でもっとも効果があると科学的に検証されている治療法のこと。がんの種類によっては、学会などによって作成された標準治療がガイドライン（診療指針）とともに、書籍やインターネットなどで公開されている。ただ、その人の年齢や合併症などの身体的条件、人生観や価値観によって、標準治療がかならずしも適用できるとは限らない。標準治療を判断基準として担当医とよく話し合うことが大切。セカンドオピニオンを聞く際にも、標準治療を理解しておくと役に立つことが多い。

セカンドオピニオンを受けることで、現在の担当医との関係が悪くなることを心配している人もいますが、セカンドオピニオンは患者さんの当然の権利として認められています。担当医の病院で治療を受けることが原則ですが、最終的にセカンドオピニオンの病院で治療することもできます。

がん治療を行っている病院では「セカンドオピニオン外来」を設置しているところが増えています。[※2]セカンドオピニオンを聞きたい医療機関に心当たりがなければ、がん拠点病院にあるがん相談支援センターなどに問い合わせましょう。セカンドオピニオン外来は基本的に保険適応外なので、病院によって費用が異なります。

実際にセカンドオピニオンを受けるには、現在の担当医から紹介状（診療情報提供書）をもらい、それまでの検査結果、治療の経過の記録などとともに持参する必要があります。どこで相談するか決まったら、その医療機関の窓口に連絡し、セカンドオピニオンを受けるための受診方法や予約の仕方、費用、[※3]診察時間、必要書類や資料について確認しましょう。セカンドオピニオンを受ける際は、家族などが同行することもできます。病気の経過、確認したいこと、伝えたいことなどをメモして持参すると、限られた時間を有効に使えます。

セカンドオピニオンを受けたら、その内容を現在の担当医に報告し、あらためて治療法などを相談してください。新しい病院で治療を受けることが決まったときには、引き継ぎのための紹介状やそれまでの治療経過などのデータを用意してもらう必要があります。（参照＝国立がん研究センターがん情報サービス「診断と治療／治療にあたって／セカンドオピニオン」）

※２〈セカンドオピニオンを聞きたい医療機関〉
最近は、がんの治療をおもに行う病院などで、「セカンドオピニオン外来」を設けているところが増えている。まず、病院のホームページで確認する。

※３〈セカンドオピニオンにかかる費用〉
セカンドオピニオンは、基本的に「診療」とはならず、「相談」になるため、公的医療保険が利かないため全額自己負担になり、病院によって費用が異なる。30分の相談時間で1万～3万円前後のところが多い。

5

治療する病院の選び方

心当たりがなければ、がん相談支援センターなどに問い合わせます。雑誌やインターネット上のランク付けで上位にある病院が自分にとって最適とは限りません。

病院が決まっていなければがん相談支援センターなどに相談を

患者数の多いがんについては、がん診療連携拠点病院※1で標準治療を受けることができます。しかし患者数の少ない希少がんの場合は、専門とする医師がいる施設が限られています。どの病院を受診すればよいかわからないときは、全国にあるがん拠点病院のがん相談支援センターやがん情報サービスサポートセンター※2に問い合わせてください。「がん情報サービス」でも病院を探すことができます。

病院によっては、がんの種別ごとの治療件数や生存率を公開しているところもあります。また、病院のランク付けをした書籍や雑誌の最新版も発行されています。ただ、これらのデータを、そのまま判断の根拠とすることは勧められません。がんの病期や治療法、年齢、合併症の影響など、さまざまな条件を考慮しないと、生存率が高い施設や上位ランクにある病院が、かならずしも自分の診療に適しているとは限らないからです（ただし、がんの種類によっては、手術症例数の多い病院での手術が推奨されています）。

ほかにも、その病院を利用した人の口コミや患者会からの情報などを得ることもできますが、あくまで、病院選択の参考情報のひとつとして考えましょう。

※1（がん診療連携拠点病院）
専門的ながん医療の提供などを担う病院として指定されている病院。「都道府県がん診療連携拠点病院」と「地域がん診療連携拠点病院」がある。国立がん研究センターがん情報サービス「相談先・病院を探す」から調べることができる。

※2（がん情報サービスサポートセンター）
「がん情報サービス」で提供しているがん情報の探し方のほか、がんに関する心配事を電話で相談できる窓口。相談料は無料（通話料は利用者の負担）。
電話：0570-02-3410（ナビダイヤル）
03-6706-7797
受付時間：平日（土日祝日、年末年始を除く）10～15時

長く付き合っていくことも考えて

がんの治療は比較的長期になることが多いので、通院や付き添いの便なども考慮して、本人や家族の負担がより少ない病院を選択することも大切です。以前はおもに入院で行っていた治療法が、外来への通院だけで可能な場合も増えています。治療施設が遠方である場合は、施設の近くに仮住まいするなどの方法をとる人もいますが、家族の負担が重くならないように考えましょう。

また、がん以外の持病、たとえば脳卒中や心筋梗塞《しんきんこうそく》、狭心症、腎不全などがある人は、がん専門病院よりも他科との連携がとれる総合病院のほうが安心なことがあります。

治療の内容によっては、機能回復のためのリハビリテーションが必要となることがあります。このような場合には、医師、看護師に加えて理学療法士※3や作業療法士、言語聴覚士などによるサポートを受けることになります。そのため、専門医だけでなく、メディカルスタッフ（医療関連従事者）が充実している施設であるかどうかも、病院選びのポイントのひとつとなります。

さらに、病院内にあるがん相談支援センターや医療相談室などの相談窓口では、診断直後から退院後の生活まで、長期間にわたってさまざまな場面でサポートしてもらうことができます。病院との関係を円滑にするためにも、治療後の療養生活についての希望など、自分の大切にしていることを伝えて相談にのってもらうとよいでしょう。

※３（理学療法士や作業療法士、言語聴覚士）

理学療法士は、日常生活に支障をきたす人に、起き上がり、立ち上がり、歩行などの機能回復を図る訓練を行う。

作業療法士は、手芸や工作などによって、日常生活動作の回復を図る訓練を行う。

言語聴覚士は日常のコミュニケーションを可能にするための訓練と嚥下《えんげ》（飲み込み）障害などの摂食障害を改善するための訓練を行う。いずれも国家試験による資格をもち、患者さんのリハビリテーションをサポートする。

6

医療者とのコミュニケーション術

病気の状態や治療についてもっとも把握しているのは、担当医です。担当医とは長い付き合いになることも多いので、徐々にでも信頼関係を築いていきましょう。

対話を重ねながら信頼関係を築いていく

面談時は、担当医から一方的に病状や治療方針を聞くだけでなく、患者さん自身が話すことも多々あります。希望・価値観や大切にしていること、痛みなどの自覚症状については患者さん自身にしかわからないことですから、きちんと伝えることはとても大切です。初めは聞きたいことを思うように聞けなかったり、自分の気持ちをうまく言えなかったりするものです。焦らずに、繰り返し話し合っていくことで、医師や看護師とよい関係を築いていけるはずです。

医師との面談時はメモも活用する

病状や治療方針についての医師の説明のなかで、とくに医学用語はわかりにくいものが少なくありません。できればその場で質問して理解したいところですが、その場で聞き返すことができなかったり、繰り返し聞いてもよくわからなかったりすることもあります。その場合は、改めて話を聞く時間をとってもらうなど、そのままにせず負担のない方法で理解できるようにしていきましょう。

医師の説明を聞く日時が決まったら、現在不安に感じていること、疑問に思って

〔気をつけたい医学用語〕

病期＝がんなどの進行の度合いの指標。「病気」との混同に注意。

支持療法＝がんの症状や抗がん剤による副作用に対する治療や管理などの意味。「指示された療法」との聞き間違いに注意。

そのほか、医師がよく使う用語には次のようなものがある。

エビデンス＝科学的根拠。

所見がある＝正常ではないところがある（しかしかならずしも病気とはいえない）。

浸潤《しんじゅん》＝がんが近接した臓器や組織に広がること。

壊死《えし》＝組織や細胞の一部が死んだ状態のこと。

いることを箇条書きにします。そして、そのうちの重要なことを2〜3点に絞り込んでメモをつくり、当日それを持参してメモを見ながら質問するとよいでしょう。聞いておきたいことはたくさんあるでしょうが、いちどに多くを聞いても、すべてを理解できるとは限りませんし、その時間もとれないことが多いと考えられます。直接質問しにくいときは、メモを担当医に手渡してもよいかもしれません。

医師から説明があるときは、できるだけ家族や親しい人に同席してもらいましょう。自分ひとりのときよりも安心して聞くことができるうえに、内容を後で確認し合うこともできて安心です。自分の代わりにメモをとってもらうこともできます。

看護師など周囲の人にも協力してもらう

それでも「担当医との相性が悪い」「どうしても医師とのコミュニケーションがうまくいかない」と感じるときは、看護師かがん相談支援センターのスタッフなどに相談してみましょう。どのように話せばよいかのヒントを教えてもらえるかもしれません。場合によっては、担当医との間を取り持ってもらえることもあります。

セカンドオピニオン（138ページ）を得ることで治療方針についてより納得でき、担当医への信頼感が増すことがあります。しかし、信頼関係の基本は、お互いに正確な情報を伝えて理解し合うことです。困ったことやわからないことは、その都度伝えていきましょう。（参照＝国立がん研究センターがん情報サービス「治療と生活／症状を知る／生活の工夫／療養生活のためのヒント／医療者とよい関係をつくるには」）

予後＝手術や病気などの回復の見込みや経過。「予後がよい」「予後が悪い」などと使われる。がんの場合には、生存期間・余命の意味で使われることもある。

〔医師とのコミュニケーションの5つのポイント〕

①説明された内容はできるだけメモする。自分でメモできない場合は、同席者に頼む。
②わからない用語があれば説明してもらう。
③漢字などがわからなければメモ用紙に書いてもらう。
④できるだけ、家族や信頼できる人に同席してもらう。
⑤重要な決定をしなければならないときは、医師の承諾をもらって説明を録音させてもらうと、後で確認することもできる。

国立がん研究センターがん情報サービス「治療と生活／診断と治療／治療にあたって／冊子『重要な面談にのぞまれる患者さんとご家族へ』」も活用するとよい。

7 療養手帳をつくろう

記録をつけることで、治療の各段階での疑問や問題点、気持ちなどが整理しやすくなります。手帳は、医師との面談時にメモ代わりとして使うこともできます。

自分の気持ちと向き合うための重要なツール

自分が納得できる治療や療養生活を選択するためには、治療の各段階に応じて状況を整理し、対応の仕方を考えていく必要があります。療養手帳は、そのための重要なツール（道具）です。手帳に記入することによって、その時点での疑問や気持ちの整理ができ、その後何を優先すべきかが明らかになってきます。医師とコミュニケーションをとるときに、メモ代わりとして使うこともできます。

患者さん向けの療養手帳は、国立がん研究センターがん情報サービスのホームページからも入手できますし（「資料室／書籍／一般向け／がんになったら手にとるガイド」「患者必携　わたしの療養手帳」）、患者会などが作成したものもあります。使いやすいように自分でつくってもよいでしょう。

何をメモすればよいのか

人によっては、日記や家計簿などをつける習慣がなく、手帳などに記録することを負担と感じることがあるかもしれません。しかし、次の受診日や、そのときに持っていかなければいけないものなどの注意事項、緊急時の連絡先、保険や各種制度[※1]

※1〈保険や各種制度〉公的医療保険では、健康保険の種類（組合管掌《かんしょう》健康保険、全国健康保険協会管掌健康保険、共済組合の健康保険、国民健康保険など）や手続きの窓口について、民間保険に加入している場合は、生命保険、医療保険、がん保険などの種類と窓口について、家族が見てもわかるように記入しておく。そのほか、高額療養費制度、傷病手当金、医療費控除などや、介護保険についても、調べたことを記入しておきたい。

の手続きなどを忘れないようにメモをとっておく必要を感じることは、たびたびあるはずです。また、日々の体調[※2]についても記録しておくと、担当医に説明するときに役立ちます。

ここでは「わたしの療養手帳」の一部を紹介します。

・**病気についての説明**：誰から／いっしょに説明を聞いた人／何のがんか、がんの部位／どの検査結果からわかったのか／がんの大きさや広がり／転移の有無／病期

・**持病や飲んでいる薬**：現在治療中の病気／かかっている医療機関／飲んでいる薬

・**どのような治療法を勧められたか**：治療法／期待される効果／副作用や合併症

・**自分が選んだ治療法を整理する**：どのような治療法か／納得して選択できた・納得できないことがある（それは何か）

・**治療の流れを整理する**：入院、手術、受診／服薬などの治療日程

・**これから受ける治療**：治療の名前／内容／日程／治療の目標／予想される副作用や合併症／担当の医師／注意すること／そのほか気になること

・**治療が始まるまでに周囲の人に伝えておくこと**：家族に伝えること、お願いすること／近所や職場の人などに伝えること、お願いすること

・**治療にかかる費用の目安**：治療費／治療費以外／必要な書類や手続き

治療に関係したことだけを手帳にメモしなければならないと決めつけることはありません。家族や友人のこと、入院中の出来事、病院で知り合った仲間のこと、通院中に気づいた街のようす、楽しみにしているお祭りやイベントの予定など、自分なりの記録として活用するようにしましょう。

※２〔体調〕
体温・血圧などのほか、毎日の食事（朝・昼・夕食ごとにどのくらい摂取できたかなど）、便通の状態なども記しておくとよい。

8

治療や療養は自分で決める

幅広い選択肢があるなかからどのような治療や療養生活を選択するかは、患者さん主体で決めることです。そのために患者さんが自分の意思を明らかにする必要があります。

本人の意向を十分尊重した治療や療養の選択

がん治療では科学的根拠にもとづいた標準治療が行われますが、がんのタイプや年齢など、さまざまなことを考慮して治療法は検討されます。なかでも、重視されているのが患者さん本人の意思です。がん対策基本法でも「がん患者の置かれている状況に応じ、本人の意向を十分尊重してがんの治療方法等が選択されるようがん医療を提供する体制の整備がなされること」が基本理念として掲げられています。

現状その体制が十分とはいえない場合もありますが、患者さんの意向を十分にくみとり、医療者と患者さんがいっしょになって決めていくことが当然になりつつあります。

患者さんとしては「医療の専門家ではない自分が医療について決めることなどできない」と思うかもしれませんが、日常生活を送るうえで重視していること、趣味、仕事などといった価値観から、治療法や使用する薬を検討することもあります。

また、がんと診断され、治療を受けるにあたっては、生活上のさまざまなことについても調整する必要が出てきます。たとえば仕事に関しては、治療のために必要となる休暇・休職の期間、復帰後に必要となる配慮について、上司や同僚に適切に

〈がんと仕事のQ&A〉

がんと診断された人のために、休職から復職、新たに就職する場合など、いろいろなシーンを想定してQ&Aにまとめた冊子。ウェブ版は、国立がん研究センターがん情報サービス「制度やサービス／がんと仕事」より見ることができる。

伝えていくことが重要です。何をどこまで伝えるかなどは、病気の状態はもとより、職場の状況や仕事の内容、そして患者さん自身がどのように働いていきたいかによってても変わってきます。

最近では、がん患者の意思決定支援のひとつとして、「アドバンス・ケア・プランニング（ＡＣＰ）」[※1]という考え方が広がりつつあります。ＡＣＰは、意思決定能力がなくなってしまうことに備えて、元気なうちに今後の治療や療養について考えておくことで、患者さんと家族、医療者がいっしょになって話し合うプロセス自体が重要だとされています。「万一のときに延命治療を受けるかどうか」「終末をどこで、どのように迎えたいか」など、終末期に関することも考えていきます。

患者さんの意思決定を支援するための整備も進む

患者さんが主体となった意思決定を支援するための仕組みのひとつとして、さまざまな診療科の医師、看護師、薬剤師などからなるチーム医療体制があります。また、がん相談支援センターやがん専門相談員は、患者さんが自分の状況を整理したり、必要な情報を探す手助けをするなど、意思決定のサポートも行っています。

がん患者の身体的・精神的な苦痛を理解したうえで、患者さんや家族の生活の質（ＱＯＬ）を重視した質の高い看護を提供できると認められた「がん看護専門看護師」[※2]という専門看護師もいます。限られた診療時間では医師に相談しにくいことも多いので、身近な看護師や、中立な立場から支援できるがん相談支援センターに相談しつつ、自分の気持ちを整理していくとよいでしょう。

※1（アドバンス・ケア・プランニング（ＡＣＰ））
将来の意思決定能力の低下に備えて、患者さんや家族とともに治療や療養などを考えていくプロセスのこと。個々の治療の選択だけでなく全体的な目標も含み、終末期にどのようなケアを受けたいか（受けたくないか）、患者本人が大切にしている価値観などを話し合う。そういった話し合い自体が大切なプロセスと考えられている。

※2（がん看護専門看護師）
専門看護師制度は、特定の看護分野について水準の高い看護ケアを行う知識と技術を有した看護師を認定する制度。精神看護、老人看護、小児看護など14分野があり、がん看護に特定された看護師に対して認定されるのががん看護専門看護師。専門看護師としての認定を受けるには、看護系大学院修士課程での単位取得のほか、５年以上の実務経験などが必要。

9 がんの診断時から始まる緩和ケア

緩和ケアは、がんの診断直後からすべての患者さんたちを対象に、からだと心のつらさを和らげ、ときには患者さんばかりでなく、家族も含めて支えていくためのものです。

緩和ケアは、すべての患者さんに必要な考え方

緩和ケアは、がんに関連して生じたからだや心のつらさ、療養や社会生活の問題などにも対応や援助をしながら、患者さんや家族のＱＯＬを保ったり、改善に努める考え方です。身体の苦痛だけでなく、患者さんが療養生活のなかで直面するさまざまな問題を、全人的苦痛[※1]（トータルペイン）としてとらえて対処していきます。このうち医療の対象である身体的、精神的な問題に対する治療やサポートは緩和医療あるいは緩和治療と呼ばれています。

２００２年に世界保健機関（ＷＨＯ）は、「（緩和ケアは）生命をおびやかす疾患にともなう問題に直面する患者とその家族に対し、身体的痛みや、心理・社会的、スピリチュアルな問題（生きていくことの意味や人生の価値についての苦悩など）を早期から正しく評価し、解決することにより、苦痛の予防と軽減を図り、ＱＯＬを向上させていく手段である」と定義しました。これまで日本では、がんにともなう心身の苦痛を和らげることへの対応が不十分であったため、患者さんや家族は大きな不安を抱えて療養しており、緩和ケアは欧米の先進諸国に比べて遅れていました。しかし２００７年に閣議決定された「がん対策推進基本計画」[※2]では、治療の初期段

※1（全人的苦痛（トータルペイン））
患者さんが抱える4つの苦痛（身体的苦痛、精神的苦痛、社会的苦痛、スピリチュアルペイン）を合わせて、全人的苦痛（トータルペイン）という。
身体的苦痛：がんによる痛み、手術や抗がん剤などによる痛み、息苦しさ、食欲低下、吐き気、だるさ、動けないことなど。
精神的苦痛：不安、うつ状態、おそれ、いらだち、怒り、不眠など。
社会的苦痛：仕事上の問題、人間関係、経済的な問題、家庭内の問題、相続など。
スピリチュアルペイン：人生の意味、罪の意識、苦しみの意味、死への恐怖、価値観の変化、死生観に対する悩みなど。

階からの緩和ケアの実施が、さらに2012年の2期計画では、がんと診断されたときからの緩和ケアの推進が、それぞれ重点的に取り組むべき課題のひとつに掲げられました。緩和ケアは、がんの患者さんが抱える全人的苦痛から患者さんを解放するために、終末期だけでなく、がんと診断された直後から取り入れ、がん療養のすべての経過や病状の変化に応じて適切に行われる必要があります（図）。

患者さんは遠慮しないで、医療スタッフに苦痛を伝える

患者さんは、がんやがん治療による痛み、息苦しさやだるさ、吐き気や食欲の低下、あるいは気分の落ち込みやイライラなど、療養中に体験するさまざまな症状によって、日常生活に大きく影響を受けることがあります。

緩和ケアでは、からだや心の苦痛の解消はもっとも重要なことのひとつと考えられていますので、患者さんは病気がどのような段階であっても、苦痛を我慢しないで、医師や看護師などの医療スタッフに伝えることが大切です。しかし、この痛みや不快感、苦しさというものは本人にしか感じることができません。緩和ケアは、患者さんがその痛みや苦しさを医師や看護師などに伝えることから始まりますので、「どこが」「いつ」「どのように」「どのくらい」痛むのか、あるいは「どのようなつらい症状があるのか」を率直に伝えてください。

とくに「どのくらい痛みが強いのか」という痛みの程度に関しては、人に伝えるのが難しい面もあります。医療現場では、痛みの強さやその変化を患者さんと医療者の間で共有する方法として痛み※3のスケールが用いられています。痛みのスケール

●がん治療と緩和ケアの考え方

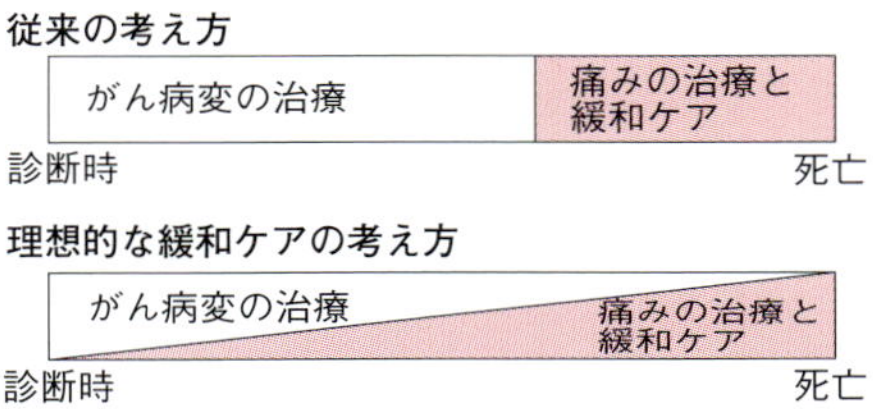

［出典］世界保健機関 編，武田文和 訳『がんの痛みからの解放とパリアティブ・ケア：がん患者の生命へのよき支援のために』金原出版，1993年

※2（がん対策推進基本計画）
がん対策基本法にもとづいて、2007年6月に策定された国全体のがん対策の計画。これまでに3度改訂され、第4期では「誰一人取り残さないがん対策を推進し、全ての国民とがんの克服を目指す。」を全体目標に、「科学的根拠に基づくがん予防・がん検診の充実」「患者本位で持続可能ながん医療の提供」「がんとともに尊厳を持って安心して暮らせる社会の構築」を分野別目標に掲げている。

は、まったく痛くない場合を0とし、イメージできる最高の痛みを10として、自分はどのくらいの痛みを感じているかを数字で伝える方法です。これは痛みの変化を治療やケアに生かすための方法ですので、わからないことがあれば、繰り返し説明を受けて、少しずつ理解していきましょう。（105ページ）

WHOが提唱する、身体的な痛みに対する薬物治療が基本

身体的な痛みの治療は、がんの病状（進行程度）にかかわらず、痛みのない生活の実現を目標に行われます。現在、WHOが提唱する薬物治療は、痛みの程度に応じて使用する鎮痛薬を3つのグループに分けて痛みの強さに応じて使っていく（3段階除痛ラダー）方法が世界的に行われています（次ページ図）。

弱い痛みには※4非オピオイド鎮痛薬と呼ばれる消炎鎮痛薬（NSAIDs《エヌセイズ》）やアセトアミノフェンが使われます。弱い痛みから中等度の痛みにはコデインやトラマドールが、中等度から高度の痛みにはモルヒネ、オキシコドン、フェンタニルなどが用いられます。コデインやモルヒネ、オキシコドン、フェンタニルなどの薬は医療用麻薬として扱われます。「麻薬」と聞くと「末期のがんに使うもの」「中毒になる」「命が縮む」「だんだん効かなくなる」などと誤解している人もいますが、そのようなことはありません。がんの痛みに対して医療用麻薬を使用すると、副作用として吐き気・嘔吐《おうと》、便秘、眠気などがみられる場合もありますが、多くの場合、副作用対策を十分に行うことで副作用を抑え、心配なく使用することができます。医師の指導のもと、正しく痛みをなくすために必要かつ十分な量の医療用麻薬を使うこと

※3〈痛みのスケール〉
痛みの強さを把握するために、患者さん自身に痛みの強さを評価してもらう方法。痛みの評価法には、ことばで伝える方法、数字で伝える方法、視覚的に伝える方法などがある。
痛みの状態は変化するので、痛みの評価は1回限りでなく、繰り返して行われる。

※4〈非オピオイド鎮痛薬〉
モルヒネなどの麻薬性鎮痛薬（オピオイド鎮痛薬）ではない鎮痛薬。非ステロイド系抗炎症薬などで、炎症や痛みのもととなるプロスタグランジンの産生を抑える。

※5〈鎮痛補助薬〉
主作用として鎮痛作用をもたないが、特定の痛みに対して鎮痛作用を示す薬剤のこと。抗うつ薬、抗けいれん薬、抗不整脈薬、ステロイド剤、NMDA受容体拮抗薬《きっこうやく》などがある。NMDA受容体拮抗薬とは、痛みを伝える神経系での過剰な興奮伝達を抑える薬剤。

で、苦痛のない快適な生活を過ごすことができるようになります。「十分な量」とは患者さんの痛みがなくなる量のことで、患者さんごとに異なります。量の多さで善《よ》し悪《あ》しが決まるわけではなく、痛みのない生活を過ごせるようになることが大切です。また、それぞれの段階で、痛みの種類に応じて鎮痛補助薬[※5]が組み合わされます。鎮痛補助薬とは、通常は鎮痛薬には分類されない薬が、特殊な痛みに対して鎮痛効果を発揮する薬のことをさします。

さらに、がんによる症状を和らげるためには、薬物治療以外にも放射線療法を行うことがあります（緩和的放射線療法）。患者さんの年齢や体力、持病の有無、今後の生活への希望なども考慮して、骨盤内の病巣、骨《こつ》転移、脳転移、リンパ節転移に対して用いられます。

緩和ケアのもうひとつの大切な課題は、患者さんが望む生活の維持・改善・向上です。患者さんが療養生活で大切にしたいこと[※6]に、「苦痛がないこと」「望んだ場所で過ごすこと」「希望や楽しみがあること」「医師や看護師を信頼できること」「周りの負担にならないこと」「家族や友人とよい関係でいられること」などがあがっています。緩和ケアでは、多くの患者さんが抱える「不安」や「落ち込み」を乗り越えられるよう心を支え、また、患者さんが望む「大切にしたいこと」を達成するためにサポートしていきます。

※6〔療養生活で大切にしたいこと〕
Miyashita M, Sanjo M, Morita T, et al : Good death in cancer care : anationwide quantitative study' Ann Oncol 18 : 1090-1097, 2007の調査結果による。

●WHO３段階除痛ラダー

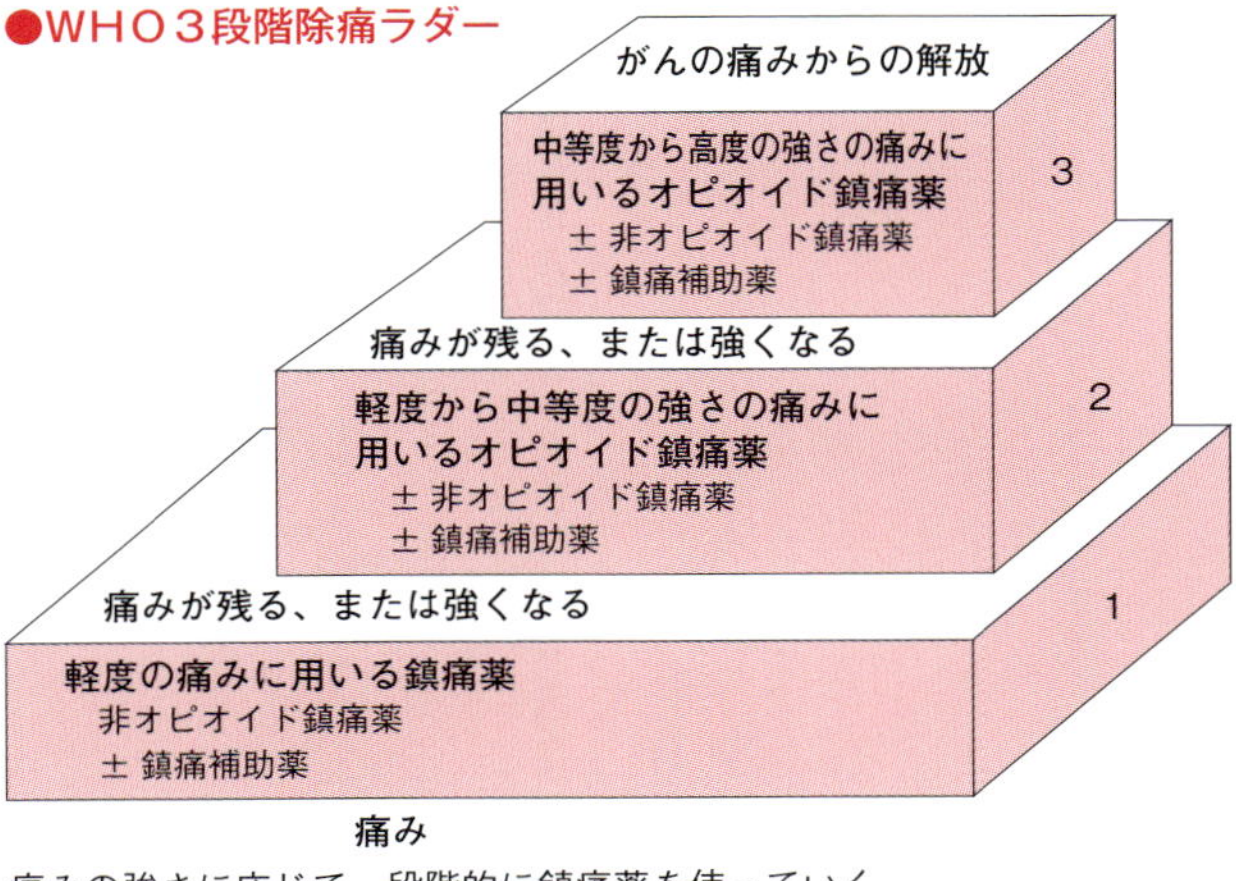

痛みの強さに応じて、段階的に鎮痛薬を使っていく。
［出典］世界保健機関 編，武田文和 訳『がんの痛みからの解放とパリアティブ・ケア：がん患者の生命へのよき支援のために』金原出版，1993年を改変

10 緩和ケアを受けられる場所

緩和ケアは、緩和ケア病棟やホスピスだけでなく、外来や一般病棟、自宅、介護施設でも受けることができます。緩和ケアを専門に行う緩和ケア外来もあります。

通院や入院で緩和ケアを受ける場合

緩和ケアというと終末期の緩和ケア病棟[※1]やホスピス[※2]をイメージしがちですが、外来の通院や一般病棟の入院中でも緩和ケアを受けることができます。通院で緩和ケアを受ける場合は、担当医を通じて緩和ケア外来を受診します。一般病棟入院中の場合は、がん治療と並行して、院内の緩和ケアチームが主治医や看護師と協働して緩和ケアを行います。通院・入院している病院に緩和ケア外来や緩和ケアチームがない場合は、がん相談支援センターや病院の相談室で相談してみましょう。

■緩和ケア外来

通院して治療中の患者さんのほか、治療後自宅療養中の患者さんも利用できます。

■一般病棟入院中の緩和ケアチーム

緩和ケア医、精神科医、看護師、薬剤師、心理士、ソーシャルワーカーなどの専門スタッフが病室を訪問するなどして、治療を担当する医師と協力しながら緩和ケアを行います。

■緩和ケア病棟

一般病棟のような面会や就寝、食事などの制約が少なく、自分のペースで過ごせ

※1〈緩和ケア病棟〉
緩和ケア病棟は、終末期の患者さんのケアを行う役割ばかりでなく、痛みなどの苦痛を専門的に緩和する施設としての役割ももつ。施設によっては、ボランティアが日常生活をより豊かにしてくれる活動を行っているところもある。

※2〈ホスピス〉
終末期における心身の苦痛を取り除きながら「その人がその人らしい生をまっとうできるように援助すること」(ホスピスケア)を主眼に置いた緩和ケアを行う施設。施設によって宗教などの特色がある。

ます。苦痛が強いときに一時的に緩和ケア病棟に入院することも可能です。

自宅や施設で緩和ケアを受ける場合

自宅や介護施設で療養中でも、緩和ケアは可能です。その場合は、訪問診療医や訪問看護ステーションの訪問看護師、ケアマネージャー、介護士など、在宅療養をサポートするさまざまな専門スタッフの連携が重要で、そうした連携のなかで緩和ケアも行われます。また、自宅で介護にあたっている家族へのケアも行います。

■在宅緩和ケア

在宅緩和ケアを希望する場合は、地域包括支援センターや在宅緩和ケア支援センターなど地域の相談窓口に相談します。治療にあたった病院との連携も重要なので、まずは担当医や病院内の相談室に相談しておきましょう。

がん治療と並行して緩和ケアも受ける

緩和ケアは積極的治療ができなくなったときに受けるものと思われがちですが、がん治療中でも受けることはできます。

抗がん剤や放射線治療の副作用としての吐き気、だるさ（倦《けん》怠感《たいかん》）、むくみ（浮《ふ》腫《しゅ》）、体のしびれなど、治療による身体的な苦痛について、主治医や看護師が基本的緩和ケアを行い、専門的なケアが必要なときに、緩和ケアチームや緩和ケア外来で専門的なケアを行います。また、治療にともなう不安など、精神的なつらさ、家族のケアなども、緩和ケアとして行います。

一般病棟に入院中に緩和ケアチームによる緩和ケアを受けた人は、退院後も引き続き緩和ケア外来で受診できます。

通院治療中の病院に緩和ケアチームなどがない場合は、ほかの医療機関の緩和ケア外来を受診します。他院の緩和ケア外来を受診する際は、担当医の紹介状や画像検査資料などを提出する必要があります。

11 緩和ケアチームを利用する

緩和ケアチームは、がんによるからだと心の苦しさのみならず、がんの療養全般の問題に、さまざまな分野のスタッフがチームを組んで、対応してくれます。

緩和ケアチームの利用は、希望することから始まる

緩和ケアでは、担当医や担当看護師と協力して、がんによるからだの痛みや心のつらさのほか、生活面、経済面の問題などまで、さまざまなサポートをします。現在、専門的ながん医療を行う全国の医療機関の多くに緩和ケアチームがつくられており、からだの症状をケアする医師、精神症状をケアする医師、看護師、薬剤師など、多くのスタッフが参加しています。すべてのがん拠点病院（132ページ）では緩和ケアチーム[※1]が整備され、入院中や退院後もチームによるサポートを受けることができます。そのほか、がん拠点病院に指定されていない医療機関でも、緩和ケアに力を入れているところがあります。病気の状態、患者さんや家族の希望などに合った療養の場（入院や外来、在宅療養や緩和ケア病棟など）や方法が、選べるようになってきています。

緩和ケアチームを利用するには、担当医が緩和ケアチームに痛みなどの治療を依頼するという形をとることもありますが、患者さんや家族が、担当医や看護師などのスタッフに「緩和ケアチームを利用したい」と伝えることもできます。また、緩[※2]和ケア外来を受診したり、がん相談支援センターや医療相談室などで相談したりす

※1〈緩和ケアチーム〉

全国どこでも質の高いがん医療が受けられるように定められたがん拠点病院には、緩和ケアチームとがん相談支援センターが設置されている。

国立がん研究センターがん情報サービス「相談先・病院を探す」から最寄りのがん拠点病院を探すことができる。

などのスタッフが相談・協力して、必要に応じたサポートを行ってくれます。

医や看護師などに伝えると、緩和ケアチームの協力が始まり、担当医や病棟看護師

ることができます。まず、患者さんや家族が具体的に痛みなどの症状や悩みを担当

いろいろな分野の専門家が、チームを組んで担当

たとえば、一般病棟の入院中に緩和ケアチームを利用する場合では、からだの痛みなどの不快な症状の治療を担当する医師や、精神症状の治療を担当する精神腫瘍《しゅよう》科の医師が、がんの治療をする担当医と協力して治療にあたります。看護師は患者さんやその家族の苦痛や悩みのほか、退院後の療養などについてもアドバイスしてくれます。薬剤師も医師と協力して、患者さんの苦痛や不快症状を取り除く薬物療法についてアドバイスを行います。心理士は心の問題の解決の糸口が見つかるように協力してくれます。栄養士は患者さんや家族に栄養面についてのアドバイスを行います。ソーシャルワーカーは病院内外を問わず療養に関する経済的問題や助成制度、転院先や退院後の療養などについてアドバイスし、療養生活全般の社会的な不安や心理面の問題について支えてくれます。理学療法士は身体的自立を助けたり、リハビリテーションを通して、患者さんの意欲の向上やだるさなどのからだの症状の改善を手伝ったりして、日常生活を維持するための治療を行います。

このように多くのスタッフにより、心身の苦痛やからだの不快な症状、入院生活上の問題から看護する家族の悩みまで、がんの療養全般をカバーできる態勢が整っていますので、苦痛や悩みが生じたときには、緩和ケアチームを利用しましょう。

※２〔緩和ケア外来〕
緩和ケアの外来窓口を設けている病院は、全国的にもまだ多くない。緩和ケアを外来で利用できる医療機関については、がん相談支援センターなどで問い合わせることができる。

12 緩和ケア病棟を利用する

緩和ケア病棟は、入院により緩和ケア専門の医師や看護師が痛みや苦痛を集中的に治療し、心のケアや日常生活のサポート、家族のケアにも重点を置いている入院施設です。

緩和ケア病棟の特徴を知る

緩和ケア病棟は、抗がん剤終了後のがんにともなう苦痛や不快な症状を取り除くと同時に、患者さんや家族のスピリチュアルペイン（148ページ）のケアを中心に、緩和ケア専門医や専門スタッフが集まっている入院施設です。症状が緩和されれば退院して、外来による緩和ケアや在宅緩和ケアを選ぶことも可能です。一般病棟とは次のような違いがあります。

①心身の苦痛を取り除く医療が中心です。各分野の専門家が集まり、ケアします。
②定期的な検査や点滴などの処置は最小限にして、からだの負担を軽減します。
③病室は多くが個室で、病棟には食堂や談話室が設けられています。アットホームな雰囲気のなかで療養生活ができます。面会時間にも、制限がありません。
④家族といっしょに過ごせる設備があります。家族用の簡易ベッドやキッチンのある家族室を設けているところもあります。

全国の緩和ケア病棟のある病院は、日本ホスピス緩和ケア協会のホームページ内「ホスピス緩和ケアを受けられる場所のご案内」から探すことができます。国立がん研究センターがん情報サービスの「病院を探す」にリンクが張られています。また、地域のがん拠点病院にあるがん相談支援センターなどで調べることもできます。聞きたいことがあれば、緩和ケアのある病院に直接問い合わせてみましょう。必要なら、一度外来診療を受けたり、利用するための登録をしておきます。なお、緩和ケアへの入院は健康保険が適用され、高額療養費制度を利用できます。

緩和ケア病棟に入院するまで

緩和ケア病棟は入院希望者が多く、申し込みから入院まで時間がかかることがあります。また、緩和ケア病棟に入院するには審査（判定基準）[※1]があり、本人の意向がはっきりしている必要があります。利用を考えている人は、早めに病院の相談室やがん相談支援センターに相談し、複数の施設を紹介してもらいましょう。

2～3施設を紹介してもらったら、希望施設の医療ソーシャルワーカーとの面談や施設見学をしたうえで、緩和ケア外来を受診して医師の面談・診察を受けます。

こうした審査の結果すぐに入院できることもありますが、実際には満床の施設が多く、平均待機期間が2週間以上の拠点病院は約35％です（厚生労働省「がん診療連携拠点病院等における緩和ケア病棟入院までの平均待機期間②（平成28年）」より）。予約リストに入っていても予約順に入院できるのではなく、必要度の高い患者さんが優先されることもあります。待機期間は一般病棟や療養病棟で対応するケースもありますが、医療施設によって対応は異なります。病状が悪化したからといって緩和ケア病棟への緊急入院は難しいこともあり、入院できるまで緩和ケア外来や在宅医療を受診する場合が多いようです。

※1〈判定基準〉
施設によって若干異なるが、本人が自分の病気・病状を理解していること、なんらかの苦痛があること、緩和ケア病棟への入院を了承していることが要件となっている。希望する緩和ケア病棟の医療ソーシャルワーカーとの面談、緩和ケア医の診察ののち審査が行われ、通過すると予約リストに入ることができる。

13

自宅で緩和ケアを受ける

自宅がいちばん落ち着くという患者さんは、少なくありません。自宅での緩和ケアは、訪問診療、訪問看護をしてもらえることが条件になります。

約6割の人が自宅での療養を希望

がんは、治療のいろいろな段階で、複数の選択肢が提示されます。医師や看護師から現在の病状、それぞれの治療法の利点と欠点を説明してもらい、それらをよく理解したうえで、家族などとも話し合って、どこでどう過ごしたいかを最終的に自分の意思で選択しましょう。「末期状態で痛みがない場合、どこで療養したいか」[※1]という質問には約7割の人が、食事や呼吸に不自由がないのであれば、通院している病院や介護施設よりも住み慣れた自宅で、療養生活を過ごしたいと希望しています。今では自宅での緩和ケアも、以前に比べて選択しやすくなってきました。

入院中に行っていた痛みなどの症状の緩和治療は、ほとんど自宅でもできます。ただし、病院の場合は多くの医療機器を使用できますが、自宅の場合は専門知識をもった訪問診療を担当してくれる医師（訪問診療医）[※2]や看護師と相談しながら、自宅での療養方法や医療機器の導入を考えていきます。治療の見通しが立ったところで、家族とよく相談して、どこで療養するかをはっきりさせます。また、担当医や看護師にもあらかじめ伝えて、退院後も自宅での緩和ケアを担当してくれる診療所の医師と連携してもらいます。

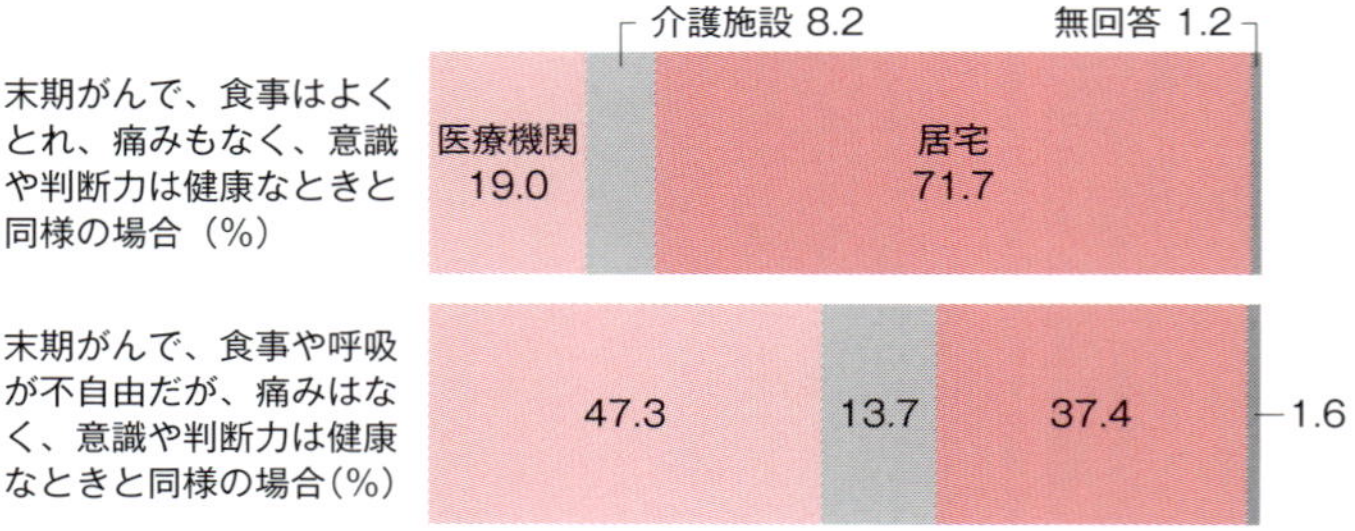

※1〈末期状態で痛みがない場合、どこで療養したいか〉 厚生労働省「人生の最終段階における医療に関する意識調査報告書」2014年による。

また、自宅近くのかかりつけ医とも連携することで患者さんや家族の負担を軽減することにもなります。たとえば、治療中に生じる副作用や痛みのコントロールなどは近くのかかりつけ医で受診できれば、距離の離れた病院を受診せずにすみます。そのようなことから、がん診療拠点病院では、地域の医療機関との病診連携※3や患者さんに対する情報提供なども積極的に行っています。

病院とのつながりは、なくならない

自宅での療養は、①患者さんにとっては、自宅で自由に生活するほうが精神的に安定し、リラックスして治療も続けられる、②家族も、患者さんとともに濃密な時間を過ごすことができる、という利点があります。

その一方で、患者さんは、もし緊急事態が起こったら家庭で対処できるのだろうか、と不安に思うかもしれません。家族のほうも、本人が望むように家族で十分なケアができるのだろうか、その体力があるのだろうか、介護に縛られて自分の時間がもてなくなるのではないか、という不安を覚えるかもしれません。

自宅での療養や緩和ケアでは、訪問診療医や訪問看護師が定期的に訪問して、家族と協力してケアすることになります。通院していた病院との協力関係も続き、必要に応じて病院の担当医や緩和ケアの専門医・看護師から、情報提供を受けることができます。訪問診療医や訪問看護師が必要と感じれば、病院での治療やアドバイスを受けることもあります。また、自宅での療養と並行して病院の緩和ケア外来を定期的に受診することもできますので、自宅で緩和ケアを受けることは、医療の面

※2〔訪問診療医〕
自宅などの療養場所での訪問診療を担当する医師。内科や外科などの医師のほかに、患者さんの状況に合わせて皮膚科や耳鼻咽喉科《じびいんこうか》、歯科などの医師も加わることがある。
在宅療養を24時間体制で実施する診療所は、在宅療養支援診療所として届出がされている。

※3〔病診連携（病病連携）〕
病院と診療所（または病院）がそれぞれの機能を活かし、連携しながら、より効率的・効果的な医療を提供すること。がん治療においては、がん診療連携拠点病院と地域の医療機関による診療役割分担などを明らかにした「地域連携クリティカルパス」にもとづいて、地域ごとの連携強化が図られている。

ではほとんど心配はないといってよいでしょう。

大切なことは、在宅療養を始める前に安心できる態勢を確保しておくことです。入院中に担当医や病棟看護師、訪問診療医、訪問看護師、ソーシャルワーカーなどを交えて退院準備のためのカンファレンス（協議）を行い、スムーズに在宅療養が始められるようにしている施設も増えてきています。

自宅での緩和ケアを支える、スタッフや病院を知っておく

多くのスタッフの連携によって、患者さんや家族は安心して自宅での緩和ケアを選ぶことができます。また、体調が悪くなったときに対応してくれる病院や、介護保険サービスなどの利用により、患者さんと家族の負担を軽減することが可能です。

■緊急入院できる病院

痛みなどの症状が急に強くなったり、食事ができなくなったり、体調が変化したとき、訪問診療医や訪問看護師が対応してくれます。そのうえで、自宅での対処が難しい場合には、入院治療を受けることになります。このような状況になる頻度は、けっして高くありませんが、自宅での療養を始めるときに病院の担当医や訪問診療医とよく話し合っておく必要があります。緊急入院できる病院を紹介してもらっておくというのもひとつの方法です。在宅療養支援診療所[※4]は、たいてい緊急入院対応の病院と連携しています。また、かつて治療を受けて、通院していた病院

●自宅での緩和ケアを支えるおもなスタッフ

訪問診療医
定期的に訪問してもらい、からだのようすのチェックや、苦痛や不快な症状に対する治療を担当してくれる。治療先または通院先の病院の紹介により、在宅療養支援診療所の医師に訪問してもらうこともできる。
訪問看護師
自宅を訪問してもらい、療養生活の介助やアドバイスをしてくれる。在宅療養支援診療所の医師や通院先の病院で紹介してもらえる。
訪問薬剤師
必要に応じて保険薬局の薬剤師に自宅を訪問してもらい、服薬指導などを行ってもらうこともある。

※4〔在宅療養支援診療所〕
訪問診療医や訪問看護師、訪問薬剤師などによる定期的な訪問診療を行ったり、24時間体制で往診にも対応する診療所。

にも、緊急入院ができるかどうか調べておきましょう。

■薬を処方してくれる薬局

薬剤は、通院先の病院で受け取る場合と、自宅の近くの保険薬局を利用する場合とがあります。薬の飲み方やその効果、副作用などについて、薬剤師に詳しく教えてもらいましょう。

介護制度とその利用法を知っておく

自宅での緩和ケアでは、家族がつねにすべての介護を担うと決まっているわけではありません。日常生活で家事や入浴など身の回りのことに不自由を感じるようになったときには、要介護認定を受けて、介護保険制度※5を利用することができます。

介護保険で利用できるサービスには、ホームヘルパーによる訪問介護、訪問入浴、看護師を含む緩和ケアチームによる看護、訪問リハビリテーションなどがあります。これらのサービスから保険給付費内で必要なサービスを組み立てることをケアプラン（介護計画）と呼び、サービスを受けるためには費用の1割を自己負担します。

ケアプランは、ケアマネジャーと呼ばれる介護保険の専門家が作成します。退院する予定が決まったら、入院中でも要介護認定を受けることができます。病院の相談窓口で医療ソーシャルワーカーなどに相談して、退院後、スムーズに在宅での緩和ケアが受けられるように準備をしておきましょう。また、家族の負担※6を軽減するための通所サービス（デイケア）や施設への短期入所を利用することもできるので、実施している施設が近くにないか、あらかじめ調べておきましょう。

※5〈介護保険制度〉
65歳以上の高齢者（第1号被保険者）だけでなく、医師が末期がんと診断した場合は40～64歳までの第2号被保険者も、介護が必要と認定された場合には介護サービスを受けることができる。介護保険を利用するためには、住民票のある市区町村の担当窓口（介護保険課など）に、本人や家族が要介護認定を申請、あるいは居宅介護支援事業者に代行を依頼し、主治医の意見書などを提出して審査認定（訪問調査）を受ける必要がある。認定については、1か月ほどで通知される。

※6〈家族の負担〉
家族の負担を軽減してくれる民間サービスとして、レスパイトケア（介護を続ける家族の息抜きのために、患者さんの一時的な入院を受け付けてくれるサービス）などもある。

14 自宅以外での在宅緩和ケア

在宅緩和ケアには、自宅で療養する以外に、介護施設で生活しながら訪問診療を受けるケースも含まれます。

施設の受け入れ条件や診療スタッフとの連携をよく考えて

在宅緩和ケアは広い意味で、患者さんの生活の場での療養ということです。患者さんの生活の場は、いわゆる「自宅」と「施設」に分けられます。在宅緩和ケアで訪問診療や訪問看護を受けることができる施設には、※1有料老人ホーム、※2ケアハウス、※3サービス付き高齢者向け住宅などがあります。これらの介護施設では、自宅と同じように在宅緩和ケアを受けることができる仕組みになっています。

それぞれの施設で対応できる内容に違いがありますので、現在の状況（病状や継続が必要な治療）と施設の受け入れ条件など、施設を選ぶ際に確認すべき内容を事前に整理しておくことが大切です。わからないことがあれば、がん相談支援センターの相談員や看護師に相談しましょう。また、自宅近くの地域包括支援センターでも相談にのってもらうことが可能です。

病院で安定して実施されている治療の多くは、自宅や施設に関係なく在宅緩和ケアでも継続することができます。たとえば、がんの痛みの治療に用いられる、モルヒネやオキシコドン、フェンタニルなどの医療用麻薬の治療も安全に継続することができます。医療用麻薬による痛みの治療には内服薬や注射、座薬、貼付剤があり

※1（有料老人ホーム）
入居者に食事の提供、入浴や排《はい》泄《せつ》の世話、家事、健康管理などのサービスを提供する、民間事業者による高齢者向け施設。介護サービスを提供する「介護型」、介護が必要になったときには訪問介護など外部のサービスが利用できる「住宅型」、介護を必要としない高齢者を対象とする「健康型」がある。

ますが、一定の量の痛み止めを持続的に注射するための携帯型のポンプを使うこともできます。痛みがあるときに、その都度ボタンを押して臨時の痛み止めを追加する機能を備えたポンプも広く使われています。

病院からの退院を機会に施設での療養を選択する場合には、生活の場としての施設として検討する一方で、在宅緩和ケアを受けるための診療所や訪問看護ステーションも考えていくことになります。いちどに両方について考えることは大変なことと感じると思いますが、多くの施設は在宅緩和ケアを行っている診療所や訪問看護ステーションと連携しています。入所を希望する際には、施設の相談員に病状などを伝え、受け入れが可能かどうか相談する必要があります。また、体調が安定していて内服薬などで生活が維持できている状況では、生活の場を決め、連携している診療所などを紹介してもらうこともひとつの方法です。

療養生活の経過中には、日常生活の支援が中心の時期と、医療的な支援がより必要な時期があり、体調や病状によっても変化します。そのため施設での療養を選択する場合には、日常生活の支援の状況ばかりでなく、痛みの治療が必要になったときや体調がすぐれない場合に、それぞれの施設で在宅緩和ケアがどのように継続できるのかをあらかじめ十分に確認しておく必要があります。施設内であっても自宅と同じように医療の支援が受けられ、希望する場で生活できる環境を確実にすることが、安心できる療養につながります。

※２〔ケアハウス〕
低額の料金で入居できる、軽費老人ホームの一種。介護が必要になった場合は訪問介護などの在宅介護サービスを受けることができる。最近では特定施設入居者生活介護の指定を受けて職員が介護サービスを提供する、「介護型」というタイプのケアハウスもある。

※３〔サービス付き高齢者向け住宅〕
安否確認や生活相談などのサービスを提供する、賃貸住宅および有料老人ホーム。バリアフリー構造など、居住の安全確保について法律で定められた基準を満たしていることが指定の条件。「サ高住」と略して呼ぶこともある。

15

研究段階の医療を希望する場合

患者さんによっては臨床試験の対象になる場合があります。最新の医療はそれまでとは違う治療効果が期待できますが、リスクも十分理解したうえで検討しましょう。

臨床試験に参加するメリットとデメリット

がん治療として行われる標準治療は、科学的な根拠[※1]（エビデンス）にもとづく現在最良の治療法で、保険診療で受けることができます。基本的にはどんな患者さんに対しても標準治療が勧められますが、進行具合や病状などにより標準治療以外の選択肢として、臨床試験が検討される場合もあります。臨床試験は、よりよい治療や薬の開発を目的に行う研究段階の医療です。

現在行われている標準治療も、臨床研究によって安全性や治療効果が明らかになり、標準治療として認められたものです。研究段階の医療であるということは、安全性や治療効果にはまだ十分な科学的根拠がなく、患者さんにはリスクもあります。誰でも臨床試験を受けられるわけではなく、がんの種類や進み具合、年齢、合併症の状態、それまでの治療の経緯など、試験ごとに決められた基準がありますので、主治医と十分相談して参加を決めることになります。

■臨床試験と治験　がんの臨床試験[※2]では、新しい薬や治療法が実際に効果があるかどうか、安全に使用できるかどうか、患者さんを対象に科学的に調べます。臨床試験（治験）[※3]の結果をもとに承認が得られれば、認められたがんにその新薬を使うこ

※1〔科学的な根拠〕
がんについての書籍や参考資料、医師の説明などのなかで、エビデンスということばがよく使われるが、これはさまざまな研究や経験の蓄積から得られた、科学的な根拠の意味。

※2〔臨床試験〕
新薬の開発に限らず、既存の薬の効果の確認でも行われる。厚生労働省の「医薬品の臨床試験の実施の基準」にもとづき3段階に分けて行われる。
第1相試験　おもに薬の安全性について調べるもので、少数の患者さんに対して行う。
第2相試験　薬の有効性と安全性について調べる。特定された患者

とができるようになります。臨床試験には本人の同意が必要で、そのためのガイドラインが設けられ、安全性を高めるための取り組み、参加しなかった場合や途中でとりやめたことで不利益な扱いを受けないこと、健康被害が生じた場合の補償などについて取り決めがされています。

臨床試験についての情報は、病院にポスターが掲示されたり、インターネットで知ることができます。担当医から直接「臨床試験に参加しませんか」と勧められることもあります。臨床試験の治療費は無料の場合もあります。

臨床試験に参加するときは、そのメリット（新しい治療法が受けられるなど）とデメリット（効果がなかったり、副作用が起こる可能性があるなど）について、医師から十分に説明してもらいましょう。最近では、臨床研究コーディネーター（ＣＲＣ）が、臨床試験の開始から終わりまで、病院内での調整や患者さんのサポートを行っているところもあります。

■免疫療法について　免疫療法にはさまざまな種類がありますが、現在のところ科学的根拠が明らかになっているのは「免疫チェックポイント阻害薬」などの一部の薬に限られ、治療効果が認められるがんの種類もまだ限られています。

先進医療[※4]や自由診療で行っている医療機関などがありますが、有効性が明らかでない免疫療法は少なくありません。免疫療法を考えている場合は、担当医や研究段階の医療に精通した医師に相談することをおすすめします。（参照＝国立がん研究センターがん情報サービス「治療と生活／診断と治療／免疫療法」）

さんで比較的少数の人を対象に行う。

第３相試験　薬の有効性と安全性について、特定された患者さんで多数の人に対して、標準治療で用いられる薬や偽薬（プラセボ）と比較して調べる。

※３〔治験〕
新薬の承認を得る目的で、製薬会社や医師が行う臨床試験。一般には、製薬会社が医師に依頼をして実施するが、薬事法改正（２００２年）により、医師が自ら治験を実施できる医師主導治験が認められた。なお、薬事法は２０１４年に、薬機法に名称変更されている。

※４〔先進医療〕
保険対象外の医療技術について、厚生労働省が医療機関ごとに認めたもの。先進医療分の治療費は自己負担になるが、診察、検査、薬代、入院費などは保険の適用が認められている。

16 補完代替療法に興味があるときは

補完代替療法でがんに対する治療効果が科学的に証明されているものはありません。十分な情報を得て、かならず担当医にも相談しましょう。

十分な情報を得たうえで慎重に判断を

補完代替療法[※1]には、心理・精神療法、芸術療法、運動療法、温泉療法をはじめ、指圧、マッサージ、鍼灸《しんきゅう》（鍼《はり》と灸）、整骨、気功、ハーブやサプリメント・健康補助食品など、さまざまなものが含まれます。

代替療法や民間療法を取り入れる場合は、十分な情報を得たうえで、そのメリット（心理的な安心感から体調がよくなるなど）と、デメリット（がんに対する有効性が科学的に認められていないことや、なかには高額な費用がかかるものもあるなど）をよく考慮しなければなりません。

一部の代替療法は安全なものですが、それにより実害が生じることもあります。たとえば抗がん剤と併用すると相互作用[※2]を起こしたり、病状が悪化したりするなど、がんの治療に影響を及ぼす場合があります。そのため代替療法に興味があるときは、担当の医師や看護師に、現在行っている治療を続けながら安全に行えるかどうかを相談してください。厚生労働省の「統合医療」情報発信サイト（eJIM《イージム》）では、さまざまな代替療法に関する情報発信を行っています。

もし代替療法を受けることを希望するのであれば、方法をきちんと説明してもら

※1〔補完代替療法〕
がんの治療として行われる医療（手術療法、薬物療法、放射線療法）を補う治療法や、それらに代わって行う治療法を（補完）代替療法という。

※2〔相互作用〕
ふたつまたはふたつ以上の物質（薬品など）を併用することで、ひとつの（または互いの）物質の作用が増強したり、弱まったりすること。

い、目的や副作用（がんの症状や薬の副作用を改善できるか、安全性がヒトで確認されているかなど）について聞いておきましょう。また、提供者が医師免許や特定の施術技術を保証する免許などをもっているかなどについても確認しておきたいものです。

現在受けている医療を完全否定する場合や、がんが絶対に治ると主張したり、特定の医療機関への受診を誘導したり、治療費があまりに高額だったりしたときは、注意が必要です。

サプリメント、健康補助食品にも注意が必要

サプリメント※3や健康補助食品は、ハーブや、ビタミン、ミネラル、アミノ酸などの栄養成分を含む、栄養補給のための食品で、さまざまな種類のものが市販されています。「自然の物質からできたサプリメントなら安全」というイメージをもっている方がいるかもしれませんが、サプリメントや健康補助食品も体内で薬と同じようなはたらきをしたり、体調を悪くしたり、薬との併用で相互作用が生じる場合があることがわかっています。「天然」だからといってかならずしも「安全」と同義ではないことを頭に置いて、使用する前に、医師や看護師に相談してください。

現在、がんの治療に効果があると科学的に証明されたサプリメントはないというのが、専門家の共通した認識です。健康食品の安全性や有効性の評価については、国立研究開発法人 医薬基盤・健康・栄養研究所のホームページ『「健康食品」の安全性・有効性情報』なども参照してください。

※3〔サプリメントや健康補助食品〕
サプリメントの摂取だけでがんが縮小したり、延命効果があったりしたとする科学的根拠は証明されていない。
国立がん研究センターがん情報サービス「治療と生活／診断と治療／がんと民間療法」も参照。

〔がんの漢方療法〕
がんの治療には、おもに倦怠感《けんたいかん》（だるさ）、食欲不振、体重減少などの全身状態の改善を目的に、気力・体力を補う補中益気湯《ほちゅうえっきとう》、十全大補湯《じゅうぜんたいほとう》などが使われる。ほかにも、がんの種類によって、手術・放射線・抗がん剤治療後の合併症や副作用の改善に用いられるものがある。漢方薬の使用でも副作用や相互作用が起こることがあるので、自己判断せず担当医に相談のうえで使用する。

17

抗がん治療の中止を告げられたら

担当医によく説明してもらい、自分の病気の状態を正確に把握しておきましょう。落ち着いて、自分や家族がどうするのがいちばんよいかを話し合いましょう。

QOLを高めるための選択肢のひとつ

さまざまな治療を続けてきた患者さんに対して、担当医が「これ以上の治療は難しい」と抗がん治療の中止を提案することがあります。そのように言われた患者さんは、見放されたような気分になるかもしれませんが、「治療が難しい」「治療ができない」という場合の「治療」は、手術や抗がん剤などによる治療をさしています。「治療が難しい」ということの意味を医師からよく説明してもらうようにしましょう。

治療方法として確立している抗がん剤では効果がないという場合のほかに、副作用が強く現れるために抗がん剤が使えないのかもしれません。また、がんの状態や治療の効果、からだの調子などによっては、むりに治療を続けることがかえって臓器機能を悪化させ、日常生活に支障をきたし、命の危険に及ぶこともあります。主治医は、抗がん剤を使用しないほうが、体調よく過ごせると判断しているのです。

治療を行う最大の目的はがんを治すことですが、痛みやつらい症状を和らげ、QOLを高めるためでもあります。そう考えた場合、治療を続けることで、メリットよりもデメリットが勝る可能性があります。QOLという観点から考えれば、つら

〔『もしも、がんが再発したら（患者必携）本人と家族に伝えたいこと』〕
がんの再発に対する不安や、再発に直面したときの支えとなる情報をまとめた冊子が、国立がん研究センターがん情報サービスから閲覧できる。書店での購入も可能（定価750円＋税、英治出版）。

い治療を中止することで症状を和らげ、日常生活を豊かに送れるようになるという方法も選択肢のひとつです。そうして日常生活が豊かになったことで、毎日を元気に過ごせるようになった患者さんもたくさんいます。

苦痛を和らげるための治療は可能

積極的な治療を中止するからといって、医師から見放されたわけでもありません。体調を整えたり、痛みの治療を行ったりすることは変わらずに行うことができます。患者さんの痛みやさまざまな苦悩の解決を支える緩和ケア（１４８ページ）や、痛みや苦痛の症状を和らげる放射線治療、あるいはリハビリテーションなどを組み合わせた治療などもあります。

治療ができないといわれても、選択肢はたくさんありますから、自分の病気の状態を正確に把握し、自分や家族がどうするのがいちばんよいかを考えることから始めましょう。担当医に相談しにくければ、看護師に相談するのがよいでしょう。また、ほかの病院でセカンドオピニオン（１３８ページ）を受けることも、治療方針を考えていくうえでの助けになります。

また、臨床試験、治験（１６４ページ）など、研究段階の医療にもいくつかの種類があります。研究段階の治療を受けるにはさまざまな条件があり、かならずしも参加できるとは限りませんが、未承認の医療を受ける方法のひとつとして考えられます。

や

ら わ

【参考文献】

国立がん研究センター 中央病院呼吸器内科編著『最先端治療肺がん』法研、2016年
国立がんセンター 中央病院看護部編『がん化学療法看護』南江堂、2009年
坪井正博監修『最新肺がん治療』 主婦と生活社、2017年
日本医師会監修『がん緩和ケアガイドブック』 青海社、2017年
日本緩和医療学会編『がん疼痛の薬物療法に関するガイドライン　2014年版』金原出版、2014年
日本肺癌学会編『EBMの手法による肺癌診療ガイドライン　2016年版』金原出版、2016年
日本肺癌学会編『患者さんと家族のための肺がんガイドブック　悪性胸膜中皮腫・胸腺腫瘍含む　2023年版』金原出版、2023年
日本肺癌学会編『肺癌診療ガイドライン　悪性胸膜中皮腫・胸腺腫瘍含む　2024年版』 金原出版、2024年
日本肺癌学会編『臨床・病理　肺癌取扱い規約　第9版』金原出版、2025年
日本臨床腫瘍学会編『がん免疫療法ガイドライン』金原出版、2016年

【ウェブサイト】
国立がん研究センターがん対策情報センター がん情報サービス https://ganjoho.jp
日本肺癌学会　EBMの手技による肺癌診療ガイドライン　2017年版 https://www.haigan.gr.jp/publication/guideline/examination/2017/jo/17002017ga00.html
全がん協加盟施設の生存率共同調査 https://www.zengankyo.ncc.go.jp/etc/seizonritsu/seizonritsu2013.html

は

ま

た

な

さ

さくいん

本書は『国立がん研究センターの肺がんの本』に新たな知見を加えた改訂新版です。

監修者

渡辺俊一（国立がん研究センター中央病院　呼吸器外科科長）
大江裕一郎（国立がん研究センター中央病院　呼吸器内科科長／副院長）
大熊加惠（国立がん研究センター中央病院　放射線治療科医長）
里見絵理子（国立がん研究センター中央病院　緩和医療科科長）
若尾文彦（国立がん研究センターがん対策情報センター本部 副本部長／センター長）
先山奈緒美（国立がん研究センター中央病院　薬剤部主任）

『国立がん研究センターの肺がんの本』（2018年６月）　監修者

渡辺俊一（国立がん研究センター中央病院　呼吸器外科科長）
大江裕一郎（国立がん研究センター中央病院　呼吸器内科科長／副院長）
堀之内秀仁（国立がん研究センター中央病院　呼吸器内科病棟医長）
渡辺裕一（国立がん研究センター中央病院　放射線診断科医長）
伊丹　純（国立がん研究センター中央病院　放射線治療科科長）
清水　研（国立がん研究センター中央病院　精神腫瘍科科長）
里見絵理子（国立がん研究センター中央病院　緩和医療科科長）
八巻知香子（国立がん研究センターがん対策情報センター　がん情報提供部医療情報サービス室室長）
片野田耕太（国立がん研究センターがん対策情報センター　がん統計・総合解析研究部部長）
吉見逸郎（国立がん研究センターがん対策情報センター　たばこ政策支援部主任研究員）
若尾文彦（国立がん研究センターがん対策情報センター　センター長）

装丁・本文デザイン：江口修平
オブジェ制作：酒井賢司
イラスト：北原　功
ＤＴＰ：明昌堂
執筆：中出三重　牛島美笛　戸田真澄　石内康夫　武井婦美恵
編集：井高玄貴、三石一也（小学館クリエイティブ）　春日順子

国立がん研究センターの
肺がんの本　改訂新版

2025年　3月19日　　初版第1刷発行

発行人　　尾和みゆき
発行所　　株式会社小学館クリエイティブ
〒101-0051　東京都千代田区神田神保町2-14　SP神保町ビル
電話0120-70-3761（マーケティング部）
発売元　　株式会社小学館
〒101-8001　東京都千代田区一ツ橋2-3-1
電話03-5281-3555（販売）
印刷・製本　共同印刷株式会社

Printed in Japan
ISBN978-4-7780-3645-4